Dr. pharm. Ursula Niederegger

Gesund mit Naturheilmitteln

Die bewährtesten Heilmittel für Alltagsbeschwerden

TAPPEINER.

INHALT

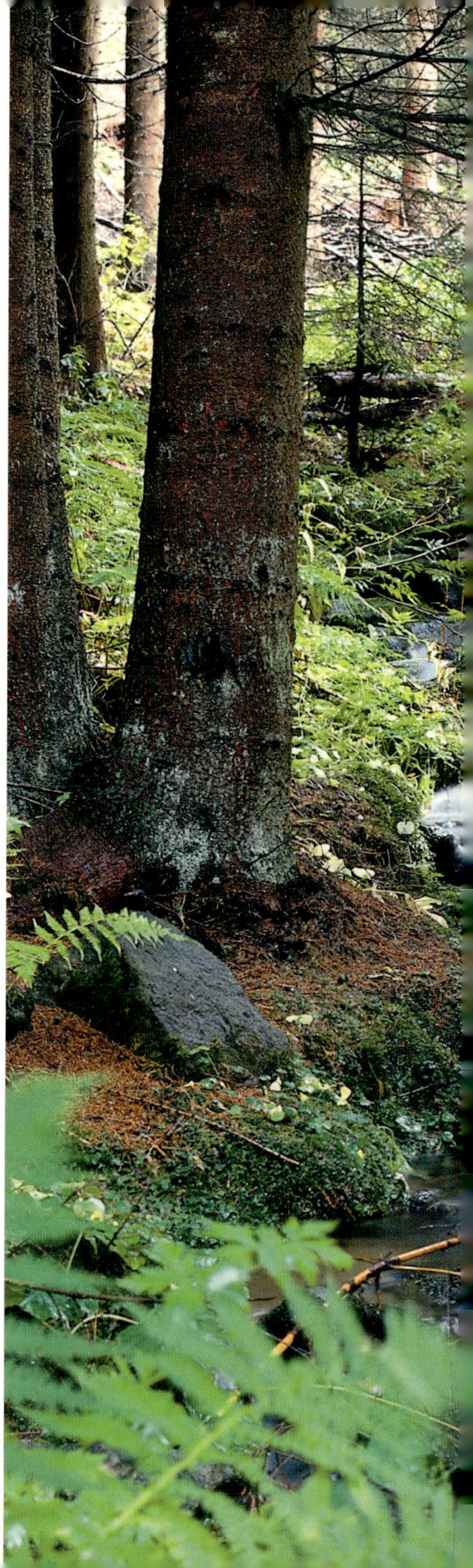

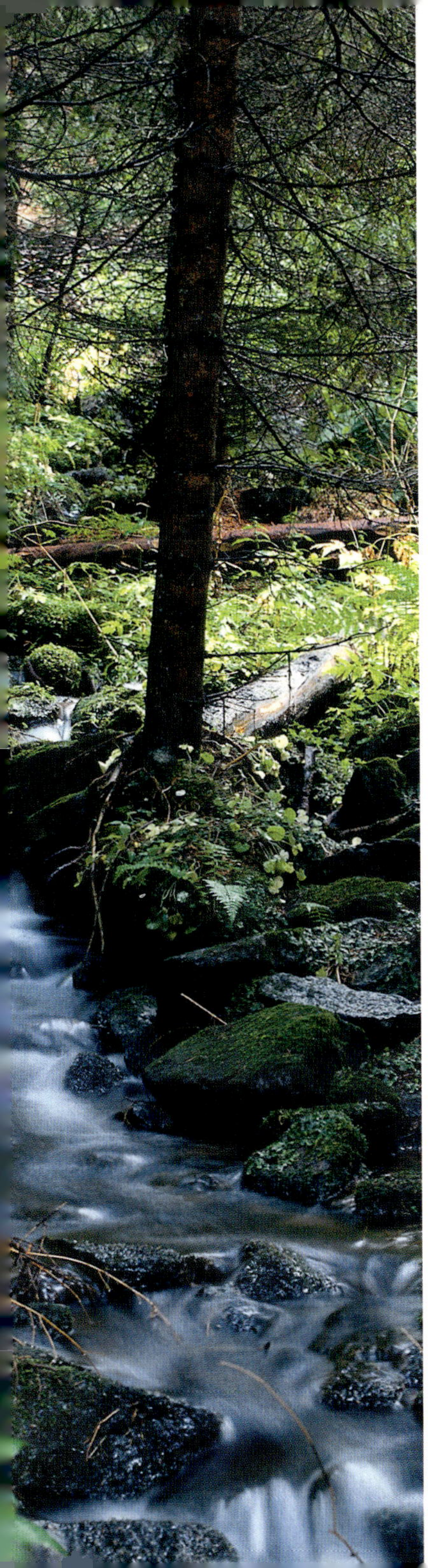

VORWORT

Mit Naturheilmitteln bin ich schon sehr früh in Kontakt gekommen. Einerseits durch meinen Vater, der sich als Apotheker intensiv damit beschäftigte und dem ich sehr viel zu verdanken habe, anderseits durch meine Mutter, die mir oft heiße Leinsamenumschläge machte, wenn ich von unaufhörlichem Husten geplagt wurde. Dass wir durch die Natur, die uns so nahe steht, Heilung oder zumindest Linderung unserer Beschwerden erfahren, hat mich schon immer fasziniert.

Doch wie oft möchten wir uns vorerst einmal selbst mit Naturheilmitteln helfen und stehen dann ratlos vor unserer Hausapotheke: für was war doch gleich diese Umkaloabotinktur?

Diese Erfahrung hat mich dazu gebracht dieses Buch zu schreiben. Vielleicht hat man ja gerade das richtige Mittel zu Hause. Nur haben diese homöopathischen Mittel immer so seltsame Namen, sodass es mir sehr praktisch erschien, wenn man die Namen gleich irgendwo nachschlagen kann. Sicher es gibt heute das Internet, aber wie oft findet sich dort ein wirklich guter Tipp?

Die meisten Mittel in diesem Buch habe ich selbst ausprobiert und habe in meinem Beruf als Apothekerin ausreichend Erfahrungen damit gesammelt. Naturheilmittel erlauben uns vorerst auf eigene Faust die Heilung zu unterstützen und sofort einzugreifen, wenn akute Beschwerden auftreten. Besonders die Homöopathie heilt auf sanfte Weise, ohne Nebenwirkungen und lässt sich auch bei Kindern sehr gut anwenden, da z. B. Globuli süß sind und gerne eingenommen werden.

Ich danke allen, die mich liebevoll und fachmännisch unterstützt haben, dieses Buch zu vollenden. Ich danke meiner Freundin Andrea, die mir immer wieder Mut gemacht hat. Dr. Werner Fundneider und Dr. Heinz Fuchs danke ich für die wertvollen Anregungen und Korrekturen. Ganz besonders danke ich meinem Mann Enzo, der sich inzwischen mit Hingabe um unsere Kinder gekümmert hat und das Buch mit seinen Zeichnungen bereichert hat.

Dr. pharm. Ursula Niederegger

EINLEITUNG

„Das Leben des Menschen, so wie sein zwiefacher Zustand (Gesundheit und Krankheit), lässt sich nach keinen, bei Erklärung anderer Gegenstände gebräuchlichen Grundsätzen erklären, lässt sich mit nichts in der Welt vergleichen als mit sich selbst; nicht mit einem Räderwerke, nicht mit einer hydraulischen Maschine, nicht mit chemischen Prozessen ... mit nichts Unlebendigem."
Samuel Hahnemann (Geist der Homöopathischen Heil-Lehre)

Ziel dieses Buches ist es die bewährtesten Naturheilmittel für die Selbstmedikation in einfacher Weise darzustellen. Es werden Heilkräuter, Homöopathische Arzneien, Schüßler-Salze, Bachblüten und allgemeine Maßnahmen, wie Wickel und Kräuterkissen auf einem Blick für zahlreiche Alltagsbeschwerden zusammengefasst und mit Ernährungstipps und Gedankenanregungen ergänzt. So sollen wirksame Behandlungen der Beschwerden in Eigenregie mit Naturheilmitteln gefördert oder natürliche begleitende Maßnahmen neben schulmedizinischen Eingriffen angeboten werden.
Zu Beginn jedes Kapitels befindet sich eine kurze Beschreibung der wichtigsten Symptome der Beschwerden, damit sie auch richtig erkannt werden.
Naturheilmittel begleiten den kranken Organismus zur Genesung hin, indem sie die körpereigene Lebenskraft anregen oder hemmen, uns aber immer als „einzigartiges Ganzes" betrachten. Vielleicht ist es gerade dieser ganzheitliche Blick auf unser individuelles Leben, der uns bei den Naturheilmitteln anspricht und mit welchem wir letztendlich betrachtet werden wollen. Homöopathische Globuli sind außerdem für jedes Alter geeignet, so auch die Schüßler-Salze und Bachblüten. Für Säuglinge kann man sowohl die Globuli, als auch die Schüßler-Salze und Bachblüten in wenig Wasser auflösen und mit einem Löffelchen schluckweise verabreichen.
Bei den Heilkräutern wird jeweils erläutert ob die Anwendung für Kinder geeignet ist und ab welchem Alter. Die beschriebenen Naturheilmittel können untereinander kombiniert werden, also neben einem Kräutertee kann man auch Schüßler-Salze oder homöopathische Globuli anwenden.

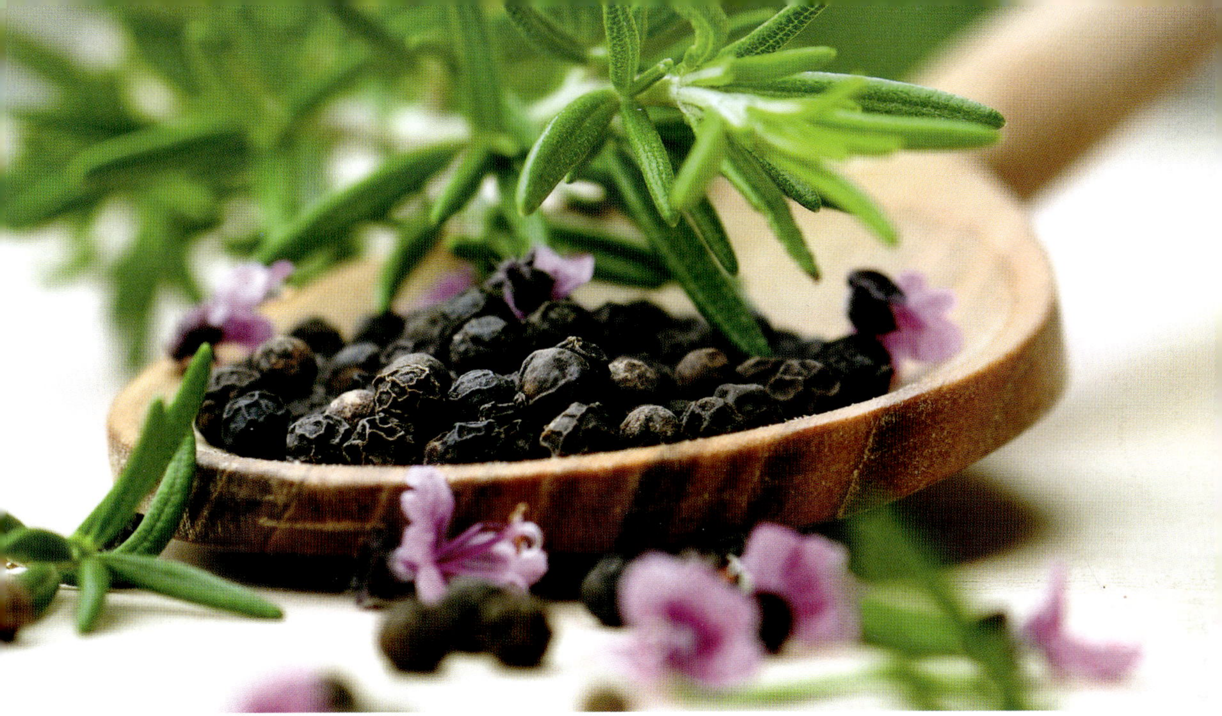

Trotzdem haben auch Naturheilmittel ihre Grenzen. Einerseits sind es nicht einfach „nur" Kräuter, die harmlos und sanft wirken, sondern eben Drogen, also Heilkräuter, die bei falscher Anwendung auch großen Schaden anrichten können. Ein Beispiel sei der Rittersporn, der schon allein beim Pflücken zu Vergiftungserscheinungen führt.
Anderseits kann auch eine unterlassene Hilfe, eine Gefahrenquelle darstellen. Das heißt also, wenn die gewünschte Besserung zu lange auf sich warten lässt oder nach Anwendung von Naturheilmitteln sogar eine ernste Verschlechterung eintritt, die beunruhigt und verunsichert, sollte besser ärztlicher Rat eingeholt werden und eventuell zu anderen, z. B. schulmedizinischen Arzneimitteln gegriffen werden. Es ist ja wiederum ein Glück, dass heute auch diese Medikamente und chirurgische Eingriffe zur Verfügung stehen. In jedem Kapitel finden wir daher auch Warnhinweise, die uns helfen diese Gefahren sicher zu erkennen.
Dieses Buch ersetzt natürlich in keiner Weise den allgemeinen oder homöopathisch behandelnden Arzt. Es soll uns aber anregen und Mut machen, die aufgetretenen Beschwerden genauer anzusehen, hineinzuhorchen, was unser Körper und unsere Seele gerade benötigen und uns bei der richtigen Wahl von Naturheilmitteln begleiten.

ABSTILLEN

Stillen ist nicht nur ernähren, sondern auch eine Beziehung zwischen zwei Individuen. Irgendwann kommt der Moment, an dem die Stillbeziehung zu Ende ist. Oft entscheiden die Kinder diesen Zeitpunkt selbst, oft ist es die Mutter, die den ersten Schritt macht. Laut den Richtlinien er WHO sollte man bis zum fünften Lebensmonat voll stillen, dann kann schon beigefüttert werden. Ob und wie lange gestillt wird, ist individuell und hängt von vielen Faktoren, wie z. B. die Rückkehr an den Arbeitsplatz, weitere Schwangerschaft, Interesse an der ersten festen Nahrung des Kindes, ab.
Die Milchmenge reduziert sich langsam von selbst, wenn die Nachfrage nachlässt. Mit Naturheilmitteln kann man die Milchmenge zusätzlich reduzieren, um einen Milchstau vorzubeugen.

HEILKRÄUTER ALS TEES

› Salbeiblätter (Salvia officinalis) reduzieren die Milchmenge, „trocknen Säfte aus", z. B. auch bei übermäßiger Schweißabsonderung

Anwendung: Einen Teelöffel Salbeiblätter pro Tasse mit kochendem Wasser überbrühen und 10 Minuten ziehen lassen. Durch ein Teesieb filtrieren. Nur 3 × täglich eine Tasse trinken.

NATURHEILMITTEL ÄUSSERLICH

Kühle Quarkwickel: Sahnequark aus dem Kühlschrank auf einen Lappen streichen und direkt auf die Brust, auf der Seite der Achsel auflegen, bis er warm wird. Mehrmals täglich wiederholen.

HOMÖOPATHISCHE GLOBULI

› Phytolacca D2 (Kermesbeere), harte Brüste, drohender Milchstau, Schmerzempfindlichkeit

Anwendung: 3 × täglich 5–10 Globuli unter der Zunge zergehen lassen.

SCHÜSSLER-SALZE

› Natrium chloratum D6 reguliert den Flüssigkeitshaushalt
› Natrium phosphoricum D6 optimiert den Stoffwechsel

Anwendung: Natrium chloratum, 2 Tabletten 3 × täglich; Natrium phosphoricum als Salbe auf den harten Bruststellen einmassieren, 3 × täglich 2 Tabletten lutschen.

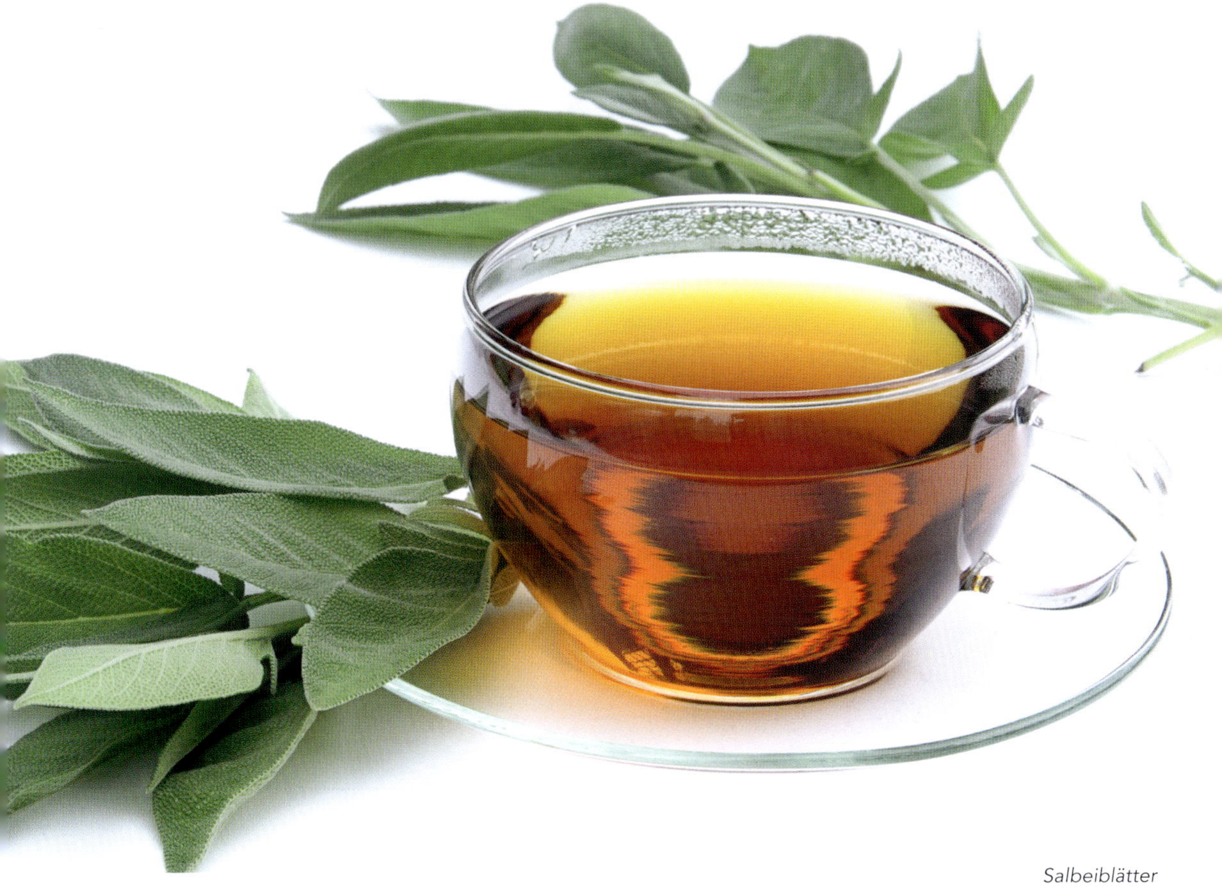

Salbeiblätter

BACHBLÜTENMISCHUNGEN

... wenn das Abstillen zum seelischen Problem wird

- Red Chestnut, die Abnabelungsblüte, bei zu enger Verbundenheit mit einer Person
- Cherry Plum, bei Temperamentsausbrüchen und Angst loszulassen
- Walnut, die Geburtshelferblüte, ein Neubeginn steht bevor, wir zaudern
- Pine, bei Schuldgefühlen
- Olive, bei seelischer und körperlicher Müdigkeit sowie Erschöpfung
- Centaury, die Abgrenzungsblüte, es fällt schwer „nein" zu sagen, wir lesen die Wünsche der anderen von den Lippen ab

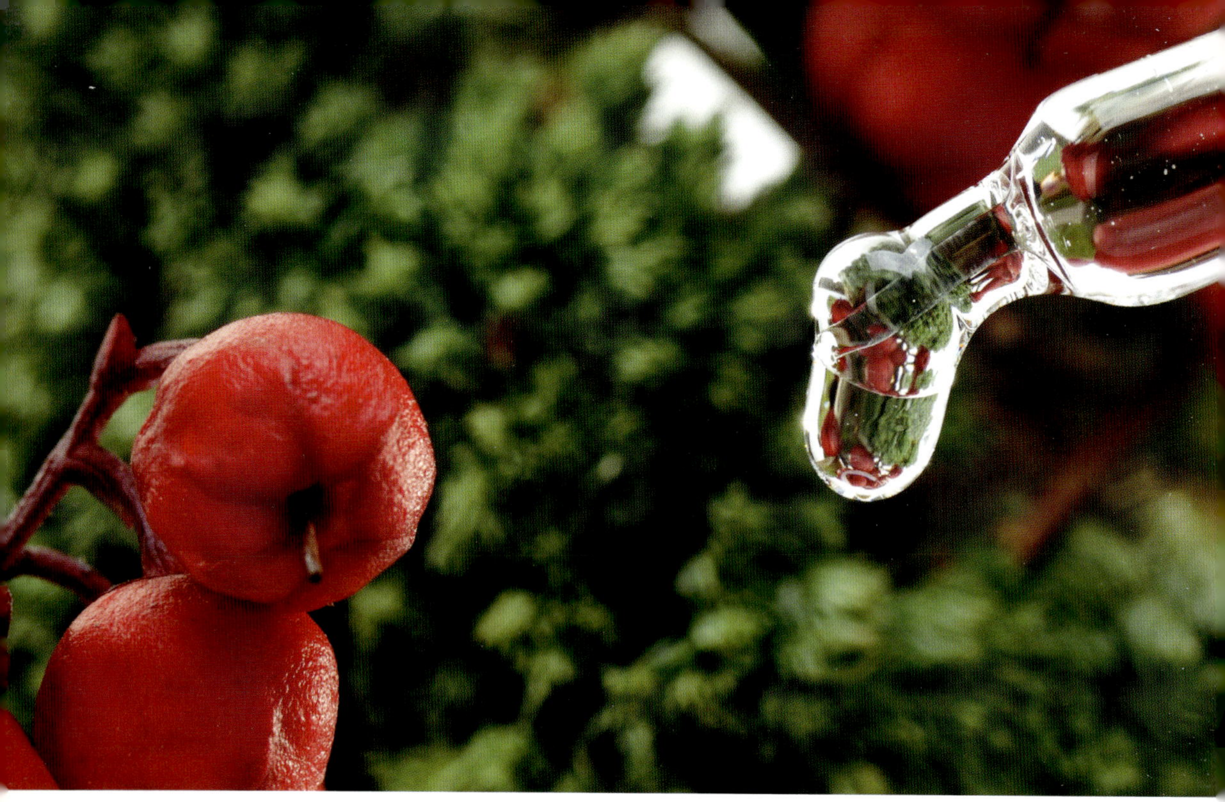

TIPP

Überflüssige Milch nie abpumpen, das würde die Milchmenge nur steigern. Besser die Milch nur mit der Hand ausstreichen bis man die unangenehme Spannung in der Brust los ist.

Flüssigkeitszufuhr einschränken und einen normalen Büstenhalter tragen.

Lassen Sie Ihren Partner nachts zum Kind gehen, wenn es weint, damit Sie gar nicht in Versuchung kommen zu stillen.

Anwendung: Bachblüten kann man individuell mischen. Es gibt 38 Bachblüten schon fertig als Tropfen im Handel, nach dem englischen Arzt Edward Bach (1886–1936), der diese Heilmittel entdeckte und ausarbeitete. Es sind eigentlich homöopathisch verdünnte Mittel, die aus Blüten, Quellwasser und Brandy in einem speziellen Verfahren hergestellt werden. Man kann die einzelne ausgewählte Bachblüte direkt aus dem Fläschchen einnehmen oder eine Mischung aus maximal 7 geeigneten Blüten auswählen. Die Mischung wird folgendermaßen hergestellt: drei Tropfen aus dem jeweiligen Fläschchen der ausgesuchten Bachblüte in eine 30 ml Flasche mit Tropfenzähler geben und mit einem Gemisch aus Wasser und 70 % Alkohol (ein paar Tropfen Apfelessig ersetzen bei Kindern den Alkohol) verdünnen.

Man träufelt 4 Tropfen daraus auf die Zunge, 4 × am Tag: vor den Mahlzeiten und einmal am Nachmittag. Diese Dosis kann beliebig nach Bedarf erhöht werden.

Alternativ nimmt man ein Glas Wasser, gibt 4 Tropfen der Bachblüte oder der Mischung hinzu und trinkt es den Tag über verteilt leer.

ERNÄHRUNG UND WOHLBEFINDEN

Wenn Sie einmal beschlossen haben abzustillen, sollten Sie dabei bleiben. Leben Sie Ihrem Kind vor, wie man zu etwas konsequent „nein" sagen kann, wenn man es nicht mehr will. Das mag hart klingen, aber es ist viel besser als gegen den eigenen Willen weiterzustillen. Das Kind spürt nämlich diese Unstimmigkeit und verliert die Orientierung.
Fragen Sie sich auch ob Sie das Kind an sich binden wollen und es eigentlich unbewusst nicht gehen lassen wollen und warum. Oft merkt man gar nicht wie man dem Kind die Brust anbietet, ohne dass überhaupt danach gefragt wurde.
Falls Sie zurück zur Arbeit müssen, behalten Sie sich nach Wunsch das abendliche Stillen bei. Es kann entspannend sein und helfen, die Trennung, die tagsüber besteht mit intensiver Nähe auszugleichen. Lassen Sie sich nicht von Ihrem Umfeld zum Abstillen überzeugen, denn nur Sie allein und Ihr Kind wissen, wann es wirklich soweit ist.

WARNHINWEISE

Bei Milchstau mit hohem Fieber den Arzt aufsuchen.

Falls Sie ganz plötzlich abstillen müssen, können Naturheilmittel nicht ausreichend sein, die Milchmenge zu reduzieren. Sprechen Sie mit Ihrem Arzt über die Einnahme von prolaktinhemmenden Medikamenten.

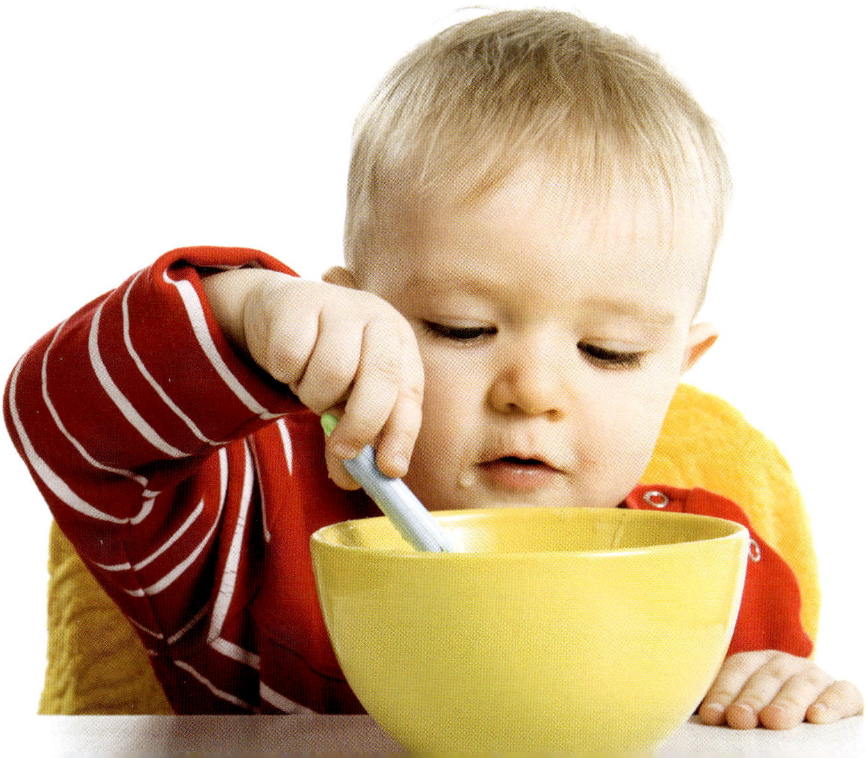

ALLERGIEN

Eine Allergie ist eine Überreaktion unseres Immunsystems auf harmlose Reize, wie z. B. Hausstaub, Katzenhaare, Pollen oder Stoffen, die in Nahrungsmitteln wie Schokolade, Nüssen, Erdbeeren u. a. enthalten sind. Heuschnupfen, Asthma, Nesselausschlag, Durchfall und ähnliche Reaktionen vor allem in den Schleimhäuten und auf der Haut, sind die Folge. Neueste Studien gehen davon aus, dass unser Immunsystem durch übermäßige Hygiene im Kleinkindalter zu wenig gefördert wird, und sich daher beim Kontakt mit harmlosen Stoffen „abreagiert". Auch ein genetischer Zusammenhang besteht.

HEILKRÄUTER ALS TEES

- Sonnentaukraut (Drosera herba), löst krampfhaften Husten, der durch die Ausschüttung von Histamin hervorgerufen wurde – ab 2 Jahren
- Brennnesselkraut (Urtica urens), Blutreinigungstee, wirkt entzündungshemmend – ab 6 Jahren

Anwendung: Ein Teelöffel Kraut pro Tasse mit heißem Wasser überbrühen, 10 Minuten ziehen lassen und dann abseihen. 3 Tassen täglich trinken. Kinder nehmen einen halben Teelöffel Kraut pro Tasse.

HOMÖOPATHISCHE GLOBULI

- Galphimia Glauca D6, bei Heuschnupfen, Asthma und allergischen Hautreaktionen
- Luffa D6 (mittelamerikanischer Kürbis), rinnende Nase, häufiges Niesen, klares Sekret
- Cardiospermum D6 oder D12 (Herzsamen), Nesselausschlag, Juckreiz auf der Haut
- Sabadilla D6 (Läusekörner), Heuschnupfen, rinnende, juckende Nase, tränende Augen, sehr starkes Niesen

Anwendung: Einzeln oder zusammen alle 4 Mittel im viertel- bis halbstündlichem oder stündlichem Abstand 5–10 Globuli unter der Zunge zergehen lassen bis Besserung eintritt, dann Abstände vergrößern. Cardiospermum kann auch als Salbe bei Juckreiz auf der Haut aufgetragen werden.

EIGENBLUT

Eine etwas langwierige, aber wirksame Therapie um Allergien vorzubeugen, besteht in der Einnahme von Eigenblut. Man beginnt mit Eigenblut C5, 2 × wöchentlich 5 Tropfen für 6 Wochen, weiter die C7 für weitere 6 Wochen, die C9 für

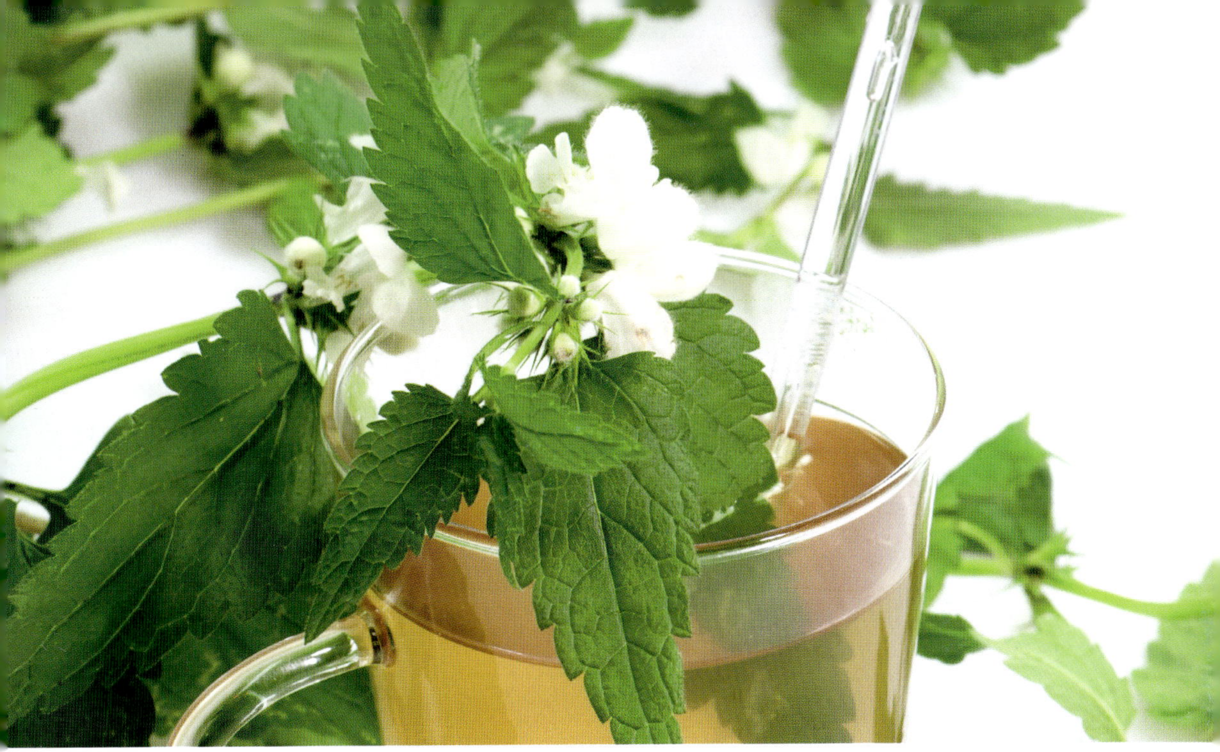

Brennnesseltee

6 Wochen und die C12, und dann immer in Dreierschritten die Potenz erhöhen bis zuletzt die C30, immer 2 × wöchentlich 5 Tropfen für 6 Wochen eingenommen werden.

Herstellung: Ein Tropfen Blut (z. B. mit einer sterilen Nadel dem Finger entnommen) wird im Porzellanmörser mit 2 g Milchzucker 6 Minuten verrieben, sodann mit einem Porzellanspatel 4 Minuten geschabt, wieder 6 Minuten verrieben, dann wieder 4 Minuten geschabt. Jetzt werden nochmal 2 g Milchzucker hinzugefügt und der Vorgang wird wiederholt, also reiben und schaben wie oben (2 × wiederholen), dann noch ein letztes Mal 2 g Milchzucker hinzufügen und nochmal schaben und reiben. Nach einer Stunde Arbeit entsteht so die C1-Verreibung. Jetzt wird alles ausgeleert, was im Mörser ist, nur eine Messerspitze lassen wir zurück.
Zu dieser geben wir erneut 2 g Milchzucker hinzu und fangen wieder von neuem an 6 Minuten zu reiben und anschließend 4 Minuten zu schaben, genau denselben Vorgang wie bei der C1, wir geben dann auch jedes Mal nach 20 Minuten 2 g Milchzucker hinzu. Nach einer weiteren Stunde entsteht die C2. Wir leeren wieder alles bis auf eine Messerspitze aus und wiederholen den Vorgang bis zur C3 und dann zur C4.

WARNHINWEISE

Bei Asthma nur begleitend zu den verschriebenen Medikamenten einnehmen.

Bei gleichbleibenden oder sich verschlechternden Symptomen den Arzt zu Rate ziehen.

Bei gefärbtem Auswurf oder Fieber kann eine Infektion vorhanden sein, die eine andere Behandlung benötigt, Arzt verständigen.

Jetzt nehmen wir eine Messerspitze Eigenblut C4, lösen sie in einem 10 ml Fläschchen mit Tropfenzähler in 99 Tropfen 43 % Alkohol und schlagen (potenzieren) das verschlossene Fläschchen 100 Mal auf eine elastische Unterlage, z. B. ein Telefonbuch. So entsteht die C5 Verschüttelung. Dann wird das Fläschchen geleert bis auf ca. einen Tropfen und erneut mit 99 Tropfen 43 % Alkohol verdünnt, potenziert und so weiter bis zur C30.
Es ist ein einfacher Vorgang, der aber Ausdauer und vor allem Genauigkeit und Konzentration erfordert!
Man kann auch nur die Verschüttelung mit einem Blutstropfen vornehmen, wenn die Verreibung nicht möglich ist.

SCHÜSSLER-SALZE

› Kalium phosphoricum D6, bei Nesselausschlag mit Juckreiz, zusätzlich äußerlich die Salben Kalium phosphoricum und Magnesium phosphoricum
› Natrium chloratum D6, bei Fließschnupfen mit durchsichtigem, wässrigem Sekret

Anwendung: 3 × täglich 2 Tabletten lutschen. Kinder nehmen 3 × täglich 1 Tablette.

ERNÄHRUNG UND WOHLBEFINDEN

Bei Allergien ist es wichtig die Leber allgemein zu entlasten, sie ist unser Entgiftungsorgan. Besser also auf Saccharose, den weißen „Industriezucker" verzichten und mit tierischen Fetten sparen. Die Speisen nicht zu aufwendig behandeln, sondern möglichst natürlich belassen und nur selten frittieren oder in Fett braten.
Allergien beeinträchtigen unser tägliches Leben sehr, denn sie gehen meistens nicht so schnell vorüber, wie akute Alltagsbeschwerden. Wenn wir auf Hausstaub oder gewisse Lebensmittel allergisch reagieren, müssen wir etwas an unseren Lebensgewohnheiten ändern, damit wir wieder ins Gleichgewicht kommen. Wir sollten uns zwar Gedanken über die Auslöser machen, aber auch nicht übertreiben. Stress und

seelische Belastung können Allergien zwar negativ beeinflussen, sie sind aber nicht immer die Ursache. Also ist es sicher sinnvoll immer wieder im Alltagsstress eine Pause einzulegen, sich zu unterhalten und zu entspannen, aber wir müssen uns auch bewusst sein, dass auch „positiver Stress" wie z. B. eine Kindergeburtstagsfeier, Stress für den Körper bedeuten kann, wenn er auch für unsere Seele als willkommene Abwechslung angesehen wird.
Stress ist heute ein Modewort und er wird auch für eine Vielzahl von Beschwerden verantwortlich gemacht, aber selten wird bedacht, dass gerade Stress auch positiv sein kann.
Vielleicht sollten wir uns mehr auf das Wort Muße besinnen, das uns das „Nichtstun" in Erinnerung ruft.
Sich hinsetzen und einfach leben ...

TIPP

Den Mörser, Pistill und Spatel aus Porzellan kann man günstig im Onlineshop: www.sunrise-versand.de erwerben.

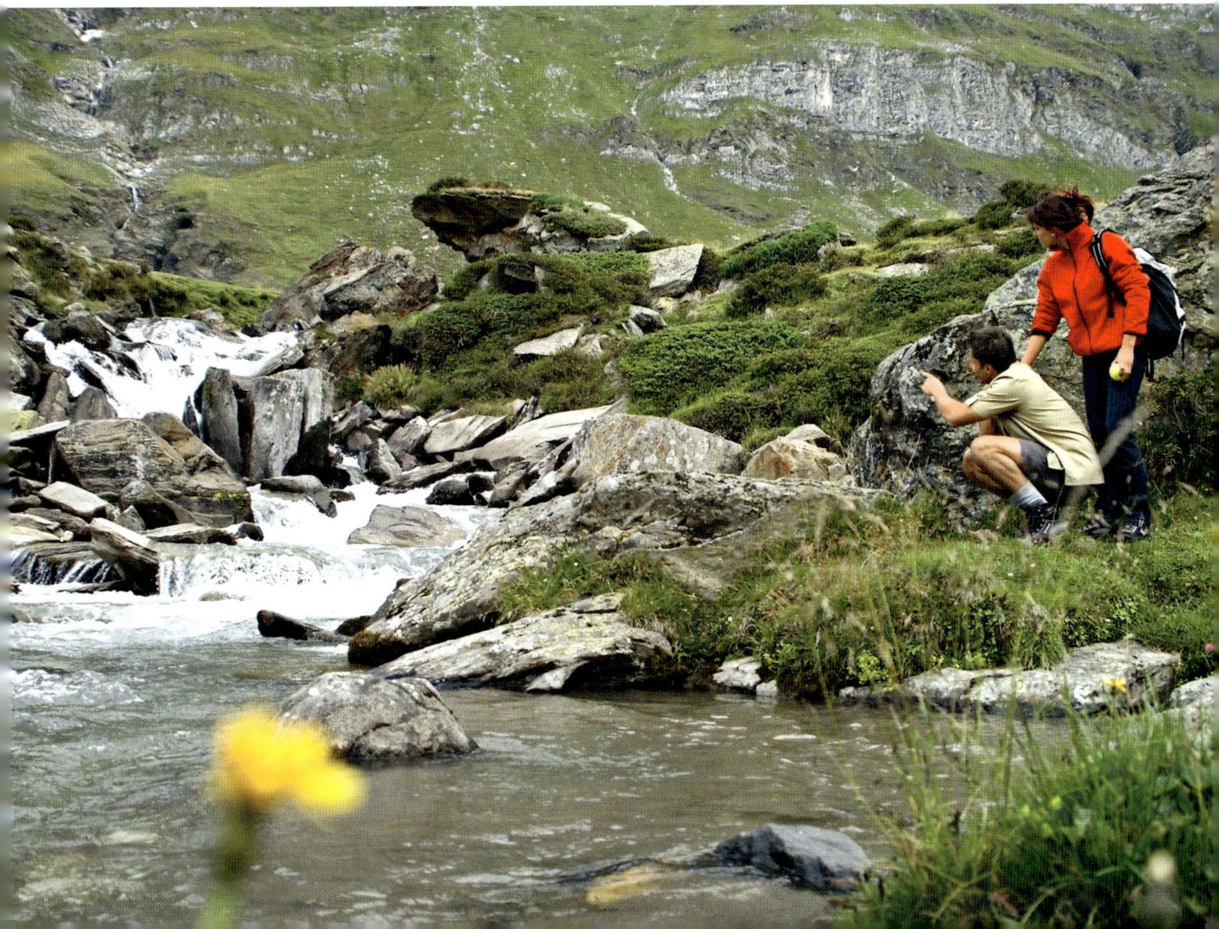

ÄNGSTE

Was, wenn die Angst uns bei völlig harmlosen Situationen immer wieder und sehr plötzlich packt? Dann sprechen wir von einer Angststörung. Zittern, Unsicherheit, Unruhe, verstärkte Blasen- und Darmtätigkeit, Schweißausbruch und schneller Puls sind die häufigsten unangenehmen Symptome.
Folgende Naturheilmittel verstehen sich nicht zur alleinigen Behandlung von starken Angststörungen oder Panikattacken, sie haben aber begleitend zu eventueller Psychotherapie, Entspannungsübungen oder entsprechenden Medikamenten ihre Berechtigung. Naturheilmittel eignen sich nicht zur sofortigen Linderung einer Panikattacke oder einer akuten Angststörung, sondern sind nur nach langfristiger Einnahme erfolgreich.
Angst hat vor allem bei Kindern viele Gesichter, wie zum Beispiel aggressives Verhalten oder sogar Bauchschmerzen. Es ist in erster Linie wichtig die Ursache der Ängste aufzudecken.

Angst ist an sich ein sehr nützliches Gefühl, denn es hat die Aufgabe uns bei Gefahren oder auch nur bei der Möglichkeit einer Gefahr zu schützen. Dies geschieht indem im Körper Adrenalin ausgeschüttet wird, ein Botenstoff, der auf die Atmung, das Herz und die Muskeln Einfluss hat und sie zur Flucht oder zum Angriff vorbereitet. Der Herzrhythmus nimmt zu, die Atmung geht schneller, die Muskeln werden mit mehr Sauerstoff versorgt.

HEILKRÄUTER ALS TINKTUR

› Baldrianwurzel (Valeriana radix) wirkt beruhigend und entspannt die Muskulatur
› Passionsblumenkraut (Passiflorae herba) beruhigt das Zittern, wirkt angstlösend
› Hopfenzapfen (Lupuli strobulus) beruhigen, lösen Angstzustände

Anwendung: Zu gleichen Teilen gemischt nimmt man 20 Tropfen 3 × täglich von dieser Tinkturmischung mit etwas Wasser ein, mindestens 6 bis 8 Wochen.

HEILKRÄUTER ALS TEES

› Passionsblumenkraut (Passiflorae herba), anxiolytisch, beruhigend – ab 6 Jahren
› Johanniskraut (Hyperici herba), leicht antidepressiv, vermindert die Resignation nach einer Angststörung, fördert die emotionale Harmonie – ab 2 Jahren
› Hopfenzapfen (Lupuli strobulus) wirken beruhigend und lösen Angstzustände – ab 6 Jahren

Anwendung: Als Teemischung eignen sich die oben genannten Heilkräuter am besten. Man mischt sie zu gleichen Teilen und bereitet einen Tee zu, indem man einen Teelöffel Kräutermischung pro Tasse mit heißem Wasser überbrüht und

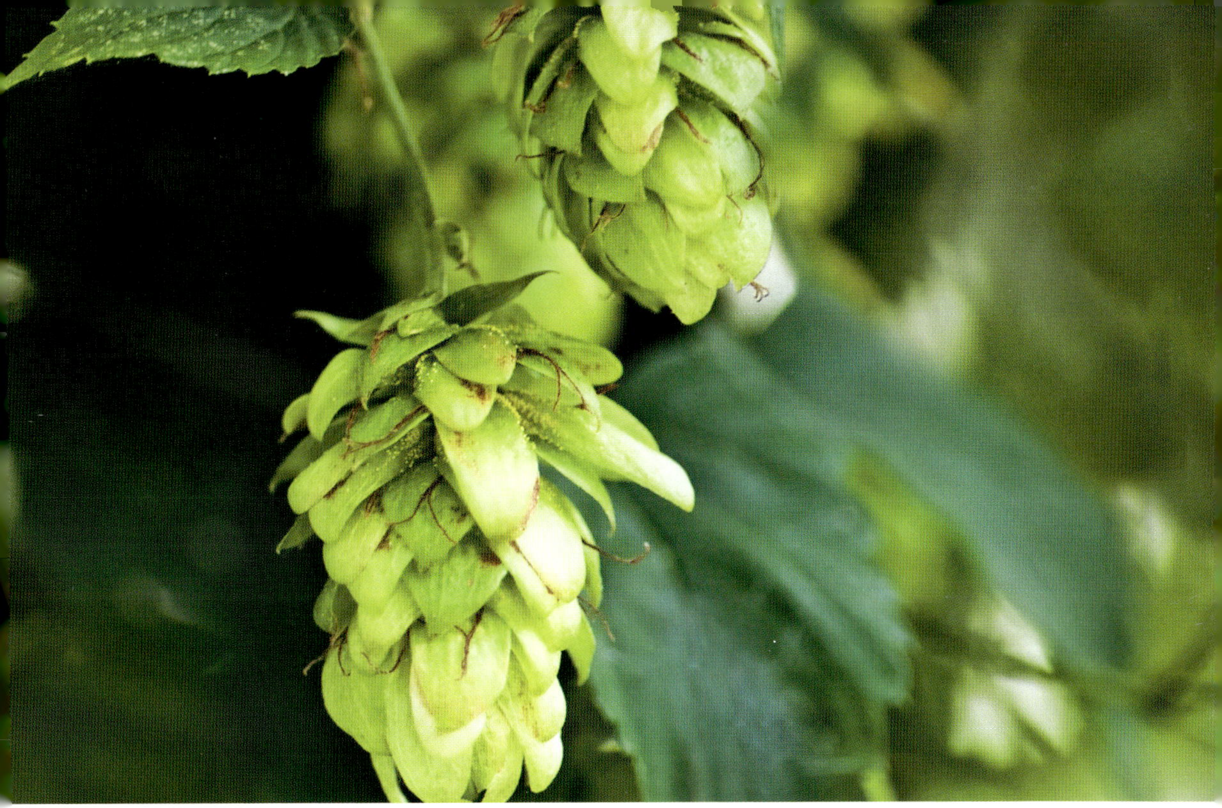

Hopfenzapfen

nach 10 Minuten durch ein Teesieb filtriert. 3 × täglich über einen längeren Zeitraum – mindestens 6 Wochen – trinken. Für Kinder die halbe Dosis verwenden.

HOMÖOPATHISCHE GLOBULI

- Aconitum napellus D6 (Blauer Eisenhut), extreme Angst (Todesangst), die plötzlich auftritt, Schock, Vorahnungen, Herzklopfen, alle Symptome sind heftig und erscheinen plötzlich, Unruhe
- Strophanthus hispidus D4, man spürt das Herz sehr schnell klopfen, Atemlosigkeit, Schwindel, Hals wie zugeschnürt, Angst
- Vipera berus D30 (Viper), Zittern, wie gelähmt, grundlose Angst, kalter Schweiß, Herzklopfen, Durchfall, Kollaps-Gefühl

Anwendung: Strophanthus D4 und Aconitum D6: 5–10 Globuli unter der Zunge zergehen lassen, bei Bedarf jede halbe Stunde.

WARNHINWEISE

Baldrian ist für Kinder nicht gut geeignet, da er bitter schmeckt.

Bei starken oder anhaltenden Angstzuständen, auch bei Kindern, kompetenten psychologischen Rat einholen.

Bei der Einnahme von Johanniskraut kann die Haut sehr lichtempfindlich werden. Es empfiehlt sich eine Sonnencreme mit hohem Schutzfaktor zu verwenden und das Sonnenlicht bzw. das UV-Licht zu meiden um Sonnenbrand vorzubeugen.

Die Einnahme von Johanniskraut kann die Wirksamkeit von Arzneimitteln beeinträchtigen. Dies gilt zum Beispiel für Hormonpräparate zur Empfängnisverhütung, blutverdünnende Medikamente, Antidepressiva. Fragen Sie bitte Ihren Arzt oder Apotheker um Rat bevor Sie Johanniskrautpräparate einnehmen.

Ersetzen Sie nie ohne Absprache mit dem Arzt Ihre Medikamente mit Naturheilmittel! Vor allem psychoaktive Medikamente müssen eventuell richtig abgesetzt werden und dazu bedarf es ärztlichen Rat.

Vipera D30: 5–10 Globuli unter der Zunge zergehen lassen, tritt keine Wirkung ein, nach einer halben Stunde wiederholen. Am nächsten Tag weitere 5–10 Globuli lutschen.

SCHÜSSLER-SALZE

Kalium phosphoricum D6, bei Überempfindlichkeit, Nervosität, Sorgen, Aufregung, Furcht vor Menschenansammlungen, stärkt allgemein die Nerven.

Anwendung: 3 × täglich 2 Tabletten vor den Mahlzeiten lutschen. Kinder nehmen 3 × täglich 1 Tablette.

DIE FÜNF ANGST-BACHBLÜTEN

- Aspen (Zitterpappel), bei vagen Ängstlichkeiten, Vorahnungen, Furcht etwas Schlimmes könnte geschehen, aber immer unbestimmt, ohne den Grund nennen zu können
- Mimulus (Gefleckte Gauklerblume), Angst vor einer bestimmten Situation, Schüchternheit, viele kleine Ängstlichkeiten
- Rock Rose (Gelbes Sonnenröschen), Panik und das Gefühl in die Enge getrieben zu sein, innerliche sehr starke Furcht, Terrorgefühl
- Cherry Plum (Kirschpflaume), Angst von Kurzschlusshandlungen, unkontrollierten Anfällen, z. B. beim Anblick von Messern
- Red Chestnut (Rote Kastanienblüte), Angst um jemanden, der uns nahe steht, sodass wir uns selbst vergessen, zu starke Sorgen um das Wohlergehen anderer

Anwendung: Bachblüten kann man individuell mischen. Es gibt 38 Bachblüten schon fertig als Tropfen im Handel, nach dem englischen Arzt Edward Bach (1886–1936), der diese Heilmittel entdeckte und ausarbeitete. Es sind eigentlich homöopathisch verdünnte Mittel, die aus Blüten, Quellwasser und Brandy in einem speziellen Verfahren hergestellt werden. Man kann die einzelne ausgewählte Bachblüte direkt aus dem Fläschchen einnehmen oder eine Mischung aus maxi-

mal 7 geeigneten Blüten auswählen. Man träufelt 4 Tropfen auf die Zunge, 4 × am Tag: vor den Mahlzeiten und einmal am Nachmittag. Diese Dosis kann beliebig erhöht werden.
Alternativ nimmt man ein Glas Wasser, gibt 4 Tropfen der Bachblüte oder der Mischung hinzu und trinkt es den Tag über verteilt leer.

ERNÄHRUNG UND WOHLBEFINDEN

Unsere Gesellschaft bietet eine konstante Reizüberflutung an, der wir täglich ausgeliefert sind. Anderseits suchen wir diese Reize aber auch selbst, mit zu viel Fernsehen, Computerspielen, Kaufhauslandschaften und Internet, sogar am Handy. Zu kurz kommt die Zeit des Dialogs, des Nachdenkens und des bewussten Gefühls der Verbundenheit.
Die Natur wirkt hingegen beruhigend auf uns, gibt uns einen langsameren Rhythmus vor und lädt uns zum Besinnen und zur Kontemplation ein. In der freien Natur sind wir aktiv und passiv zugleich. Bei Angststörungen kann die Natur heilsam auf uns wirken. Sie übt keinen Druck auf uns aus, ist einfach da und auch wir können einfach da sein, so wie wir sind. Sie lockt uns von unserer Selbstbezogenheit fort und wir können uns mehr mit unserem „Außen" beschäftigen, anstatt auf jede kleinste Regung unserer Emotionen zu warten. Vielleicht fühlen wir uns weniger allein, sondern eingebunden in ein größeres Ganzes. Auch Haustiere können uns helfen Angststörungen zu überwinden. Sie fördern die Beziehungsfähigkeiten, den Kontakt zum „anderen" und somit den Kontakt zu uns selbst.

TIPP

Bachblüten sind für Kinder sehr gut geeignet, an der Stelle des Alkohols nimmt man Wasser und Essig zur Konservierung der Bachblütenmischung oder wendet die Wasserglasmethode an.

Passionsblumenkraut schmeckt Kindern gut.

Johanniskraut ist für Kinder geeignet.

Versuchen Sie z. B. die Klopfakupressur E.F.T. (Emotional Freedom Tecnique). Informationen finden Sie in Büchern oder im Internet. Diese Methode ist oft sehr wirksam, kostenlos und hat selten Nebenwirkungen.

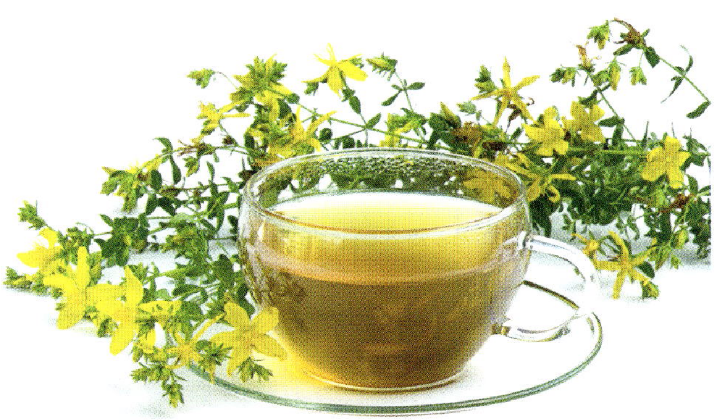

Johanniskraut

APPETITLOSIGKEIT

SYMPTOME

Der Magentonus ist vermindert, die Konzentration des Magensaftes ist nieder und die Bewegungen des Magenmuskels sind verlangsamt.
Bei Magersucht ist die Appetitlosigkeit von sehr langer Dauer, führt zu verminderter Nahrungsaufnahme und kann durch den Verlust von vitalen Nährstoffen schwerwiegende körperliche Folgen mit sich tragen.
Bei Kindern kommt es öfter zu vorübergehender Appetitlosigkeit, die von selbst wieder verschwindet.
Appetitlosigkeit ist aber häufig gerade bei Kindern erstes Symptom verschiedenster Störungen, körperlicher oder seelischer Natur und muss daher mit Aufmerksamkeit beobachtet werden.

Appetitlosigkeit ist nur in seltenen Fällen eine eigenstehende Krankheit, sondern vielmehr eine Folge von einer anderen schon bestehenden oder gerade überwundenen Krankheit. Sie kann nach einer schweren Infektionskrankheit anhalten, von einer Schwäche des Magens im Alter zeugen oder nach einer Magen- und Darmgrippe und bei allgemeiner Erschöpfung auftreten.

HEILKRÄUTER ALS TEES

› Kalmuswurzel (Calami rhizoma) fördert die Bildung von Magensaft, steigert den Tonus des Magenmuskels, wirkt appetitanregend und krampflindernd – ab 2 Jahren
› Thymiankraut (Thymi herba), gegen Völlegefühl und Blähungen, appetitanregend – ab 2 Jahren
› Schafgarbenkraut (Achillea millefolium), appetitanregend und sekretionsfördernd, auch krampflösend und adstringierend – ab 2 Jahren
› Pfefferminzblätter (Menthae piperitae folium), appetitanregend, fördert die Verdauung – ab 6 Jahren

Anwendung: Einen Teelöffel pro Tasse mit heißem Wasser überbrühen, 10 Minuten ziehen lassen und dann durch ein Teesieb schütten. Vor den Mahlzeiten trinken. Kinder nehmen einen halben Teelöffel pro Tasse.

HEILKRÄUTER ALS TINKTUR

› Artischockenblätter (Cynarae folium), wirken verdauungsfördernd, steigern den Gallenfluss und schützen die Leber, sie sind entzündungshemmend und krampflösend
› Löwenzahnkraut und -wurzel (Taraxaci radix et herba) fördern den Gallenfluss, wirken appetitanregend und krampflösend

Schafgarbe

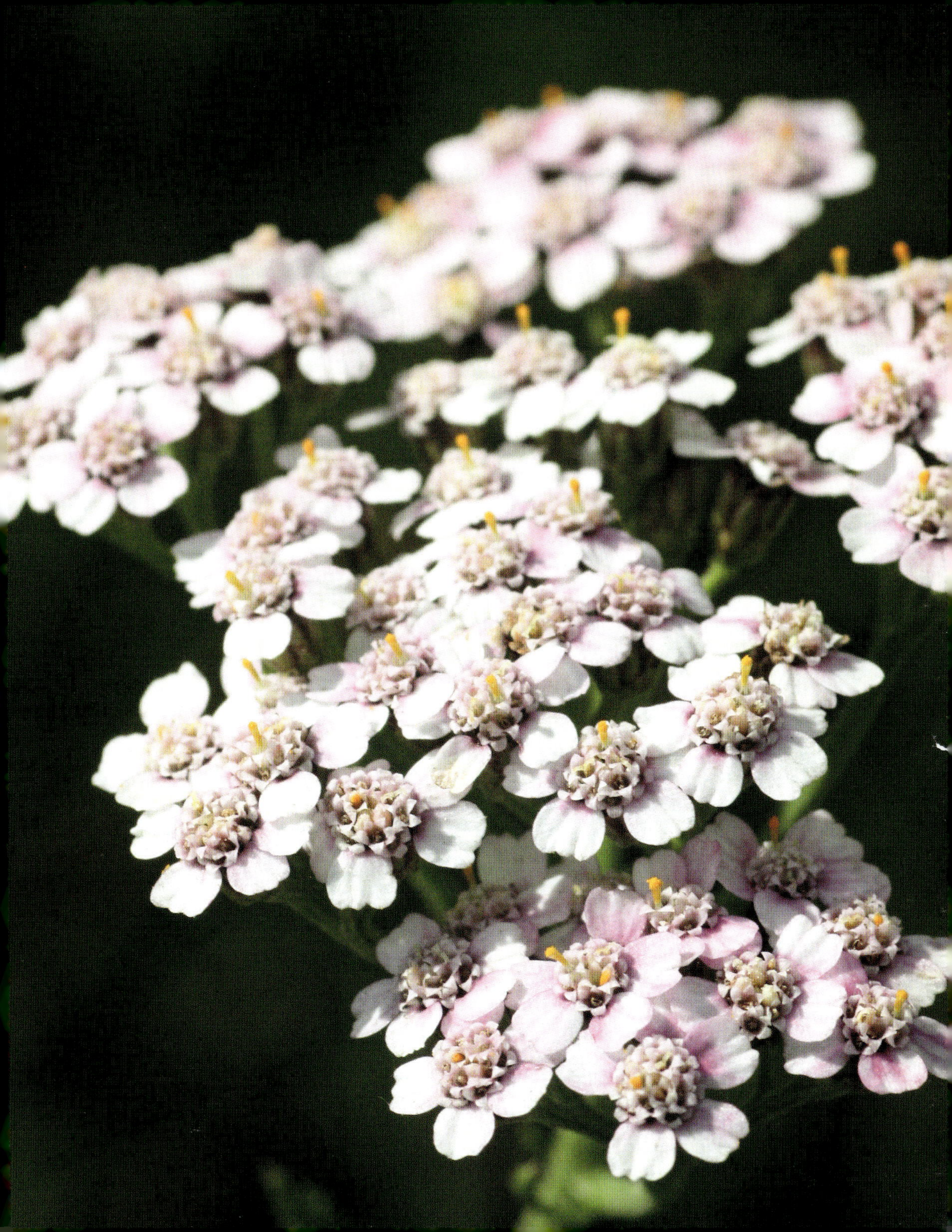

TIPP

Thymian ist ein wohlschmeckendes Gewürz, das vielseitig verwendet werden kann.

Bereiten Sie den Teller auch für das Auge zu.

Halten Sie die Mahlzeiten genau ein und knabbern Sie nicht zwischendurch.

Kalmuswurzeltee eignet sich auch für Kinder.

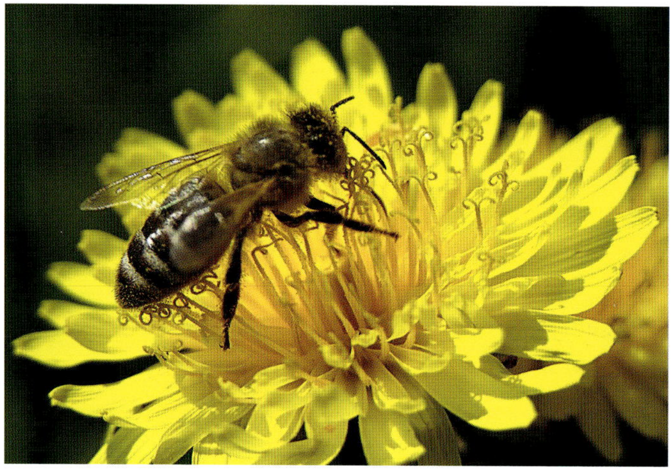

Anwendung: 10–15 Tropfen Tinktur in Wasser verdünnt vor den Mahlzeiten einnehmen.

HOMÖOPATHISCHE GLOBULI

- Abrotanum D6 (Artemisia abrotanum), Schwäche und Appetitlosigkeit vor allem bei Kindern, hohläugig und abgemagert
- Calcarea carbonica D12 (Calciumcarbonat), Appetitmangel der beim Anblick der Speisen vergeht, Nachtschweiß am Kopf
- China D6 (Chinarinde), Abneigung gegen alle Speisen und ohne Interesse am Essen, immer satt und stetes Völlegefühl, auch bei Kindern, die nicht wissen auf was sie Appetit haben, Müdigkeit und Erschöpfung

Anwendung: 3 × täglich 5–10 Globuli vor den Mahlzeiten lutschen.

SCHÜSSLER-SALZE

- Kalium phosphoricum D6, bei Erschöpfung und zur Stärkung der Magennerven
- Natrium chloratum D6, bei Appetitmangel und Schwäche, reguliert die Sekretion der Magensäure

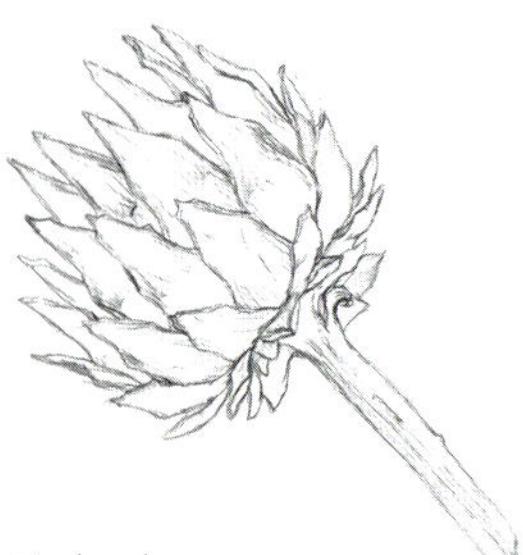

Artischocke

Anwendung: 3 × täglich 2 Tabletten, Kinder nehmen 3 × täglich 1 Tablette.

ERNÄHRUNG UND WOHLBEFINDEN

Kinder leiden oft unerklärlich unter Appetitlosigkeit. In den meisten Fällen geht diese von allein vorbei. Ab zwei Jahren sollte das Kind mit uns gemeinsam am Tisch sitzen bleiben und nicht während des Essens aufstehen und herumtollen, damit das Zusammensitzen später auch ein wirkliches Zusammensein wird. Die Mahlzeiten sind heute oft die einzigen Momente des Zusammentreffens einer Familie. Das will aber gelernt sein.

Unangenehme Argumente sollten generell nach dem Essen besprochen werden, damit die gemeinsame Mahlzeit nicht zur „Stresszeit" wird. Da vergeht nämlich leicht der Appetit.

Wenig in den Teller legen und dafür nochmals nachschöpfen ist besser und wird eher von einem Erfolgserlebnis gekrönt.

Zwingen Sie Ihr Kind aber niemals zum Essen!

WARNHINWEISE

Bei Verdacht auf Magersucht unbedingt den Arzt um Rat bitten.

Bei länger anhaltender Appetitlosigkeit Ursachen ärztlich abklären.

Bei Tumorerkrankungen oben genannte Heilmittel mit dem behandelnden Arzt besprechen.

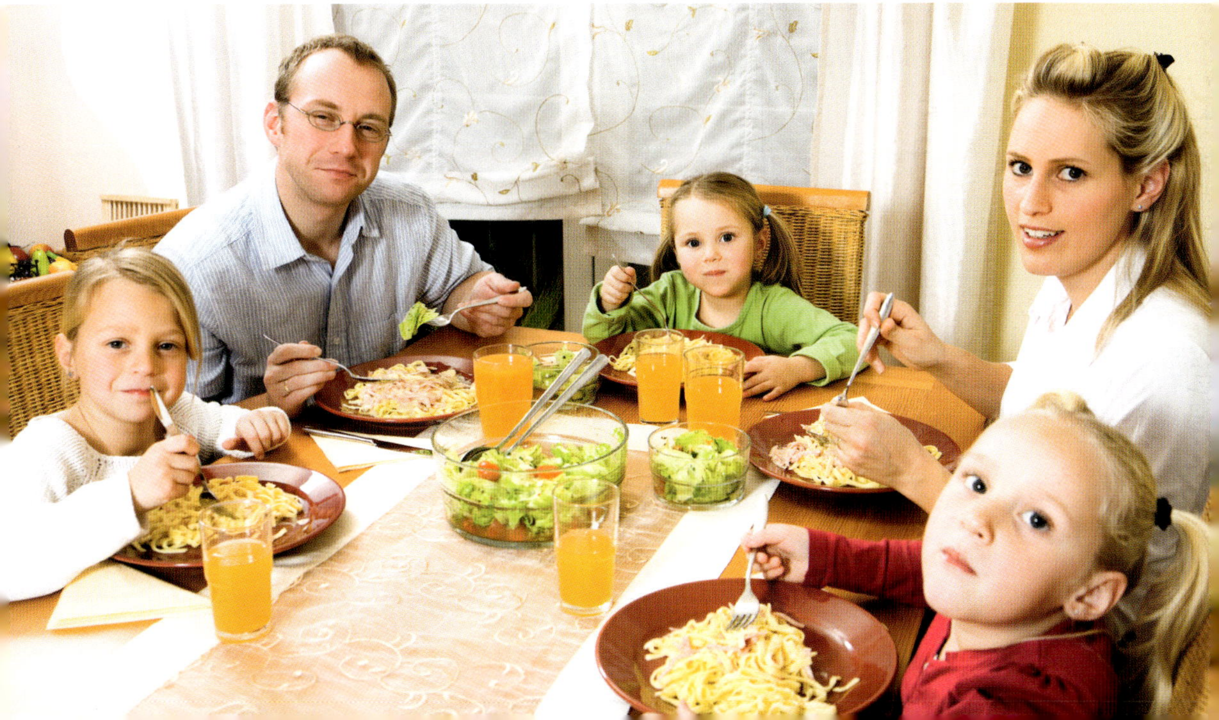

BAUCHSCHMERZEN

SYMPTOME

Bauchschmerzen (Magen- und Darminfekte) können viele verschiedene Ursachen haben. Es ist daher wichtig die Symptome genau zu bestimmen. Virale oder bakterielle Infektionen des Magen- und Darmtraktes sind, neben den Schmerzen, auch von Durchfall oder Erbrechen begleitet, Fieber kann, muss aber nicht auftreten. Aber auch bei Leistenbruch, Herzinfarkt, Blinddarmentzündung, Magengeschwür, Menstruationsbeschwerden, Reizdarm oder Nierenbeckenentzündung sind Bauchschmerzen eine mögliche Folge. Wenn die Ursache der Schmerzen nicht klar ist, sollte immer der Arzt zu Rate gezogen werden.

Die viszeralen Schmerzen, die also die inneren Organe betreffen, sind meist kolikartig, das heißt sie treten in Abständen auf, sind dumpf oder stechend und werden durch Wärme gelindert. Sie sind auch schwer lokalisierbar. Da besonders Kinder die Schmerzen oft nicht zuordnen können, muss bei Bauchschmerzen auch an eine Ohrenentzündung oder Blasenentzündung gedacht werden. Bei Kindern (und auch Erwachsenen) können auch seelische Spannungen Bauchschmerzen hervorrufen. Folgende Heilmittel werden nur bei Magen- und Darminfekten oder bei psychosomatischen Bauchschmerzen angewandt.

HEILKRÄUTER ALS TEES

› Gänsefingerkraut (Potentilla anserina), krampflösende Wirkung bei Darmkoliken und Menstruationsbeschwerden – ab 2 Jahren
› Erdrauchkraut (Fumaria officinalis) wirkt entkrampfend und entzündungshemmend, es reguliert die Gallenfunktion – ab 2 Jahren
› Kamillenblüten (Matricariae flos) wirken krampflösend und immunstimulierend – ab 2 Jahren
› Schafgarbenkraut (Millefolii herba), wirkt antibakteriell, spasmolytisch (entkrampfend) und adstringierend – ab 2 Jahren

Anwendung: Einen Teelöffel Gänsefingerkraut pro Tasse mit kochendem Wasser überbrühen, 10–15 Minuten stehen lassen, abseihen und 3 bis 4 Tassen täglich trinken. Kinder nehmen einen halben Teelöffel pro Tasse; das Erdrauchkraut kann man auch als Kaltwasserauszug verwenden. Dazu nimmt man 2 Teelöffel Heilkraut pro Tasse und lässt sie über Nacht in kaltem Wasser stehen. Mehrmals täglich zum Essen trinken; frisch geerntete Kamillenblüten (Mai bis August) haben ein besonderes Aroma und werden von Kindern so lieber eingenommen. Man nimmt zwei Teelöffel Blüten pro Tasse und bereitet mit kochendem Wasser einen Tee zu, der 10 Minuten stehengelassen wird. Abseihen und noch warm trinken; einen Teelöffel Schafgarbenkraut mit kochendem Wasser überbrühen, 10 Minuten stehen lassen und abseihen. Möglichst warm trinken. Da dieser Tee eher bitter schmeckt, kann man ihn mit Kamillenblüten mischen und mit Honig süßen. Kindern die halbe Dosierung verabreichen.

FEUCHT-WARME BAUCHWICKEL

Anwendung: Man nimmt ein kleines Handtuch und übergießt es mit heißem Wasser, bei angenehm warmer Temperatur legt man es dann auf den nackten Bauch und wickelt noch einen Wollschal oder ein trockenes Handtuch darüber. Nach etwa 15–20 Minuten ist der Wickel zu erneuern, wenn es notwendig ist, ansonsten warm bekleiden und ruhen.

HOMÖOPATHISCHE GLOBULI

› Colocynthis D6 (Koloquinte), bei kneipenden und kolikartigen Bauchkrämpfen, die durch Zusammenkrümmen und Druck gelindert werden

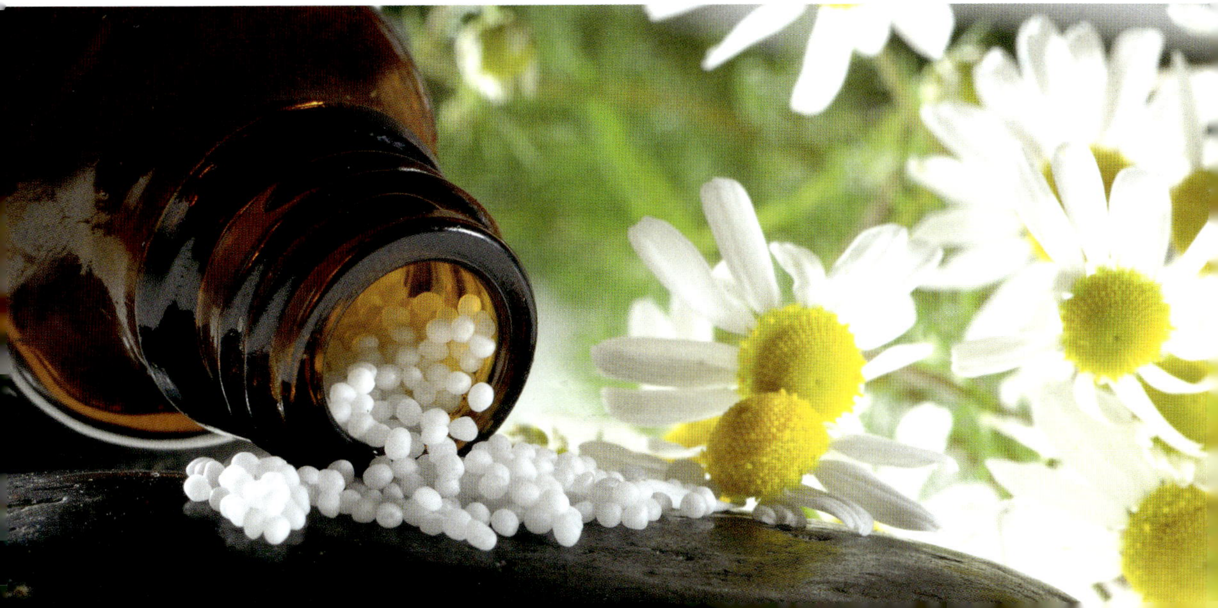

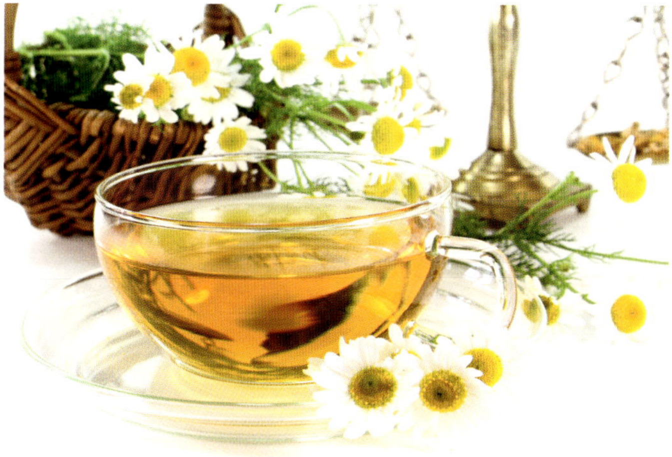

WARNHINWEISE

Bei stärker werdenden Bauchschmerzen, die durch nichts gelindert werden, Arzt verständigen.

Bei harter Bauchdecke, Arzt zu Rate ziehen.

Wenn Sie sich unsicher fühlen ob nicht andere Ursachen für die Bauchschmerzen verantwortlich sind als eine banale Infektion, besser ärztlichen Rat einholen.

Vorsicht mit Wärmflaschen bei Kindern! Verbrennungsgefahr!

- Cuprum metallicum D30 (Metallisches Kupfer), krampfartiges Drücken im Oberbauch, gespannter Bauch, berührungsempfindlich und heiß, bitterer Magen
- Chamomilla D6 (Echte Kamille), periodische Kolikanfälle, nach Zorn und Ärger bei Kindern, durch warme Wickel tretet Besserung ein

Anwendung: Niedere Potenzen bis D6, 5–10 Globuli auch stündlich im Mund zergehen lassen, bis Besserung eintritt, dann nur mehr bei erneuter Verschlechterung bzw. bei Nachlassen der Heilbewegung; Cuprum D30, 5–10 Globuli in einem Glas Wasser auflösen und schluckweise trinken bis die Symptome nachlassen, wiederholen nur wenn erneut Verschlechterung eintritt.

SCHÜSSLER-SALZE

- Ferrum phosphoricum D12, bei akuten Beschwerden, sofort stündlich 1 Tablette lutschen
- Magnesium phosphoricum D6, bei kolikartigen Schmerzen, Magenschmerzen, auch als heiße 7, d. h. 10 Tabletten in einer Tasse mit heißem Wasser auflösen und schluckweise so heiß wie möglich trinken
- Kalium phosphoricum D6, bei Schmerzen mit Schwäche, stündlich 1 Tablette lutschen bis Besserung eintritt

› Kalium chloratum D6, als Folgemittel nach Ferrum phosphoricum, wenn dieses nicht anspricht, die Zunge ist weiß belegt. 2 Tabletten 3–4 × täglich, Kinder 1 Tablette 3–4 × täglich

ERNÄHRUNG UND WOHLBEFINDEN

Sorgen Sie für Ruhe und Wärme. Eine Wärmflasche oder Heizkissen können Schmerzen lindern. Warme Getränke schluckweise trinken. Es empfiehlt sich zu fasten oder nur eine leichte warme Kost zu sich zu nehmen. Am besten eignet sich eine Haferflockensuppe. Zwei Esslöffel Haferflocken in einem Liter Wasser für 20 Minuten kochen, sodann abseihen und langsam löffeln.
Nach einer Bauchgrippe schmecken uns die gewohnten Gerichte meistens wieder vorzüglich, da es eine „Fastenzeit" gegeben hat. Wir sollten dankbar sein und fühlen, wie uns die kleine Auszeit erneuert hat.

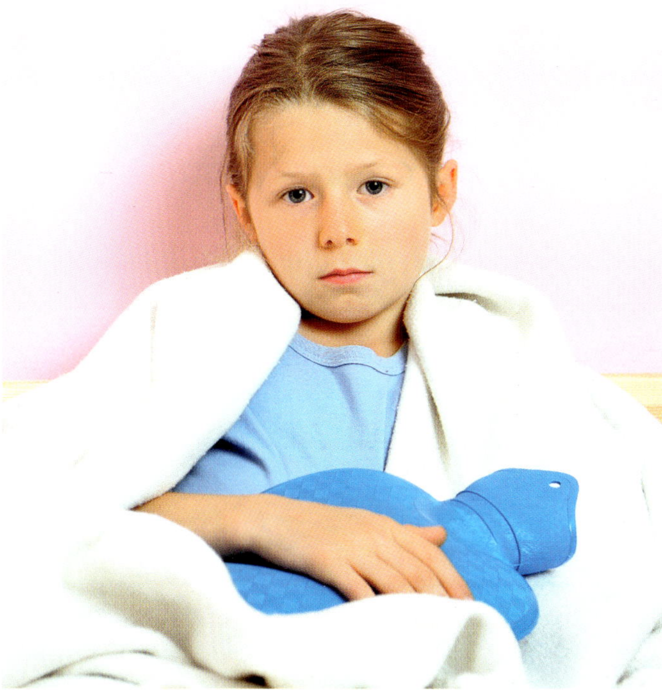

TIPP

Kamillenblüten sind für Kinder sehr gut geeignet, da die Verträglichkeit optimal ist.

Man sollte darauf achten, dass die Kamillenblüten vollständig geerntet worden sind, d. h. auch mit den weißen Blüten. Die Kamillenblüten aus dem herkömmlichen Lebensmittelgeschäft, in Filtern verpackt, weisen meist eine niederere Konzentration an Wirkstoffen auf wie die vollständigen Blüten aus der Apotheke, da bei der mechanischen Verarbeitung wichtige Inhaltsstoffe verloren gehen.

Kamillenblüten können auch selbst geerntet werden! Achtung aber auf die genaue Bestimmung der Echten Kamille, die mit der Hundskamille leicht verwechselt werden kann.

BLASENLEIDEN

SYMPTOME

Die Blasenentzündung wird durch Krankheitserreger wie Bakterien oder Viren hervorgerufen, seltener durch Pilze. Es kommt zu häufigem Harndrang, Schmerzen und Brennen beim Wasserlassen, nur wenig Harn geht ab.

HEILKRÄUTER ALS TEES

- Bärentraubenblättertee (Uva ursina), dieses Heilkraut steht unter Naturschutz, wirkt desinfizierend, nicht in der Schwangerschaft und Stillzeit einnehmen – ab 12 Jahren
- Orthosiphonblättertee (Indischer Nierentee) wirkt diuretisch (harntreibend), leicht entspannend für die Blasenmuskulatur, entzündungshemmend – ab 6 Jahren
- Birkenblättertee (Betula pendula) wirkt diuretisch – ab 6 Jahren
- Goldrutenkraut (Solidago virgaurea), harntreibend, entkrampfend und entzündungshemmend – ab 6 Jahren

Teemischung:
- 10 g Pfefferminzblätter
- 20 g Birkenblätter
- 20 g Goldrutenkraut
- 20 g Orthosiphonblätter
- 30 g Bärentraubenblätter

Anwendung: 2–3 Teelöffel in einer Tasse mit kochendem Wasser übergießen, 10 Minuten ziehen lassen und abseihen. 3–5 Tassen täglich schluckweise trinken. Kinder nehmen 1 Teelöffel pro Tasse. Maximal eine Woche lang anwenden.

HEILKRÄUTER ÄUSSERLICH

Anwendung: Eine Handvoll Kamillenblüten in einem Liter heißem Wasser zugedeckt 10 Minuten ziehen lassen, abseihen und warme Sitzbäder vornehmen.

HOMÖOPATHISCHE GLOBULI

- Cantharis D6 (Spanische Fliege), starkes Brennen beim Wasserlassen, Entzündung, Schmerzen, spärliche Harnausscheidung, Unruhe, blutiger Urin

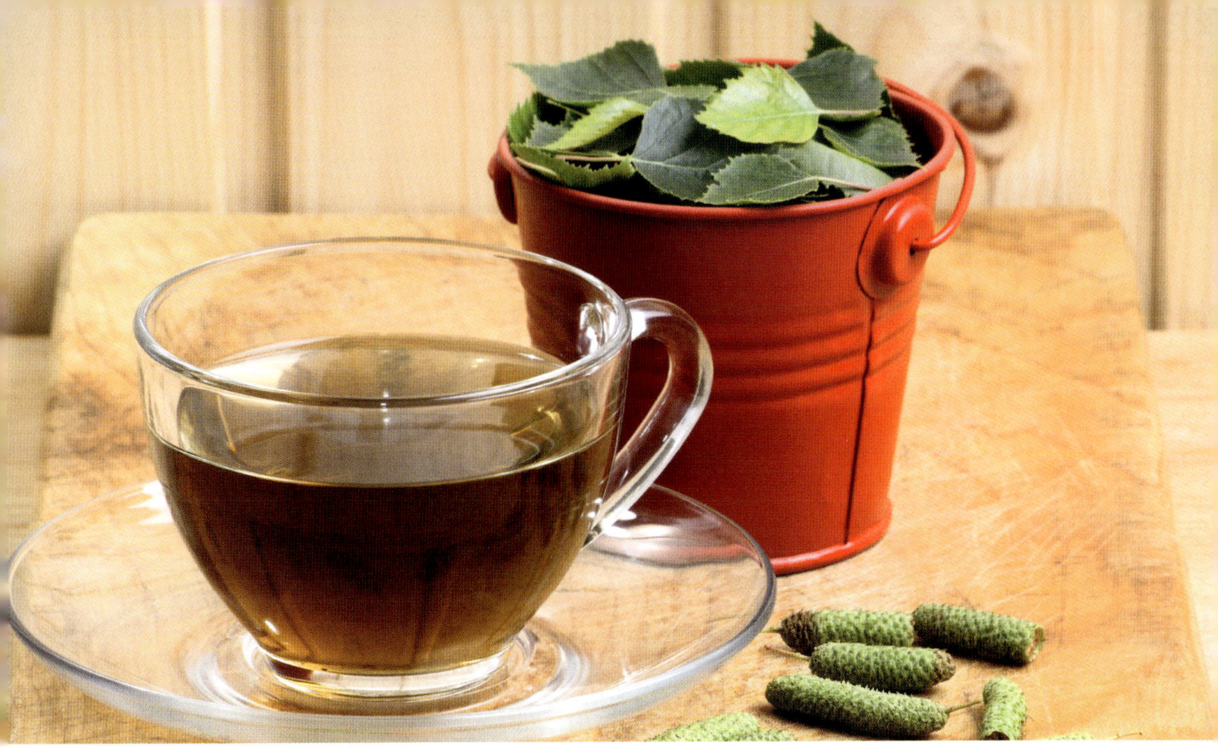

Birkenblättertee

- Dulcamara D6 (Bittersüßer Nachtschatten), bei Blasenentzündung in Folge von Verkühlung und Nässe
- Staphisagria D30 (Läusesamen), Schmerzen, Blasenentzündung nach Geschlechtsverkehr, chronisch
- Gelsemium D30 (Falscher Jasmin), psychosomatische Blasenentzündung bei Aufregung und Verkrampfung
- Pulsatilla D6 (Wiesenküchenschelle), wenig Reizung, häufiger Harndrang, u. a. in der Schwangerschaft

Anwendung: D6-Potenzen stündlich bis Besserung eintritt, 5–10 Globuli unter der Zunge zergehen lassen, D30 Potenzen 2 × täglich, bei Besserung absetzen.

SCHÜSSLER-SALZE

- Ferrum phosphoricum D12, gegen Entzündungen im ersten Stadium, Rötung
- Natrium phosphoricum D6 reguliert den Säurehaushalt, Zunge mit saurem, bitterem Geschmack, Antlitz fettig
- Silicea D12, begleitend bei chronischem Blasen- und Harnwegskatarrh

TIPP

In den Bärentraubenblättertee eine Messerspitze Natrium Bikarbonat, also Speisenatron hinzufügen, die Inhaltsstoffe wirken im alkalischen Bereich besser.

WARNHINWEISE

Eine Blasenentzündung muss ernst genommen und sofort behandelt werden.

Bei Fieber, gleichbleibenden oder sich verschlechternden Symptomen oder Rückfällen, den Arzt zu Rate ziehen.

Bei starken krampfartigen Schmerzen, die in die Nierengegend ausstrahlen, den Arzt zu Rate ziehen.

Bei Harnverhalten sofort den Arzt benachrichtigen.

Anwendung: Am ersten Tag Ferrum phosphoricum D12, 1 Tablette jede viertel- bis halbe Stunde lutschen, Kinder ebenso, am zweiten Tag Natrium phosphoricum D6, 1 Tablette stündlich. Bei Besserung können diese beiden Salze am dritten Tag abwechselnd eingenommen werden, je 2 Tabletten 3 × täglich; Silicea D12, begleitend bei chronischem Blasen- und Harnwegskatarrh.

ERNÄHRUNG UND WOHLBEFINDEN

Der normale pH-Wert des Harns schwankt zwischen 5–7. Er gibt uns über den Säuregehalt des Urins Auskunft. Nach den Mahlzeiten ist unser Urin saurer (5), während er zwischen den Mahlzeiten, also nüchtern, neutral (7) ist. Einige Bakterien bevorzugen das saure Ambiente, denn sie können sich darin leichter ansiedeln und verbreiten.

Eine Ernährung mit reichlich frischem Obst und Gemüse (Kartoffeln) trägt dazu bei, den Säure-Basenhaushalt unserer Blase zu optimieren und kann daher helfen Infektionen vorzubeugen.

Andauernd zwischen den Mahlzeiten zu essen, ist auch für die Blase schädlich, da ihr pH-Wert ständig sauer bleibt und so Bakterien leichter angreifen können.

Süßigkeiten und Fette erhöhen den Säuregehalt unseres Organismus und sollten daher nur mäßig verzehrt werden. Kürbiskerne und Preiselbeeren enthalten antimikrobielle Wirkstoffe und beugen daher Harnwegsinfekte vor.

Auch hier gilt: für gleichmäßige Wärme im Körper sorgen! Wollunterwäsche besonders für Kinder gewährt eine angenehme Temperatur im Unterleib, sodass auch auf einen Rock nicht verzichtet werden muss. Bei Blasenentzündung mindestens 2 Liter Flüssigkeit trinken und somit die Blase durchspülen. Sollte es schwer sein größere Mengen zu trinken, helfen Sie sich, indem Sie immer einen vollen Krug mit Wasser und ein Glas an strategischen Plätzen, an denen Sie sich öfters aufhalten, hinstellen. Bereiten Sie sich eine Thermoskanne mit Tee und nehmen Sie sie mit zur Arbeit oder füllen Sie eine kleine Wasserflasche für unterwegs.

Birke

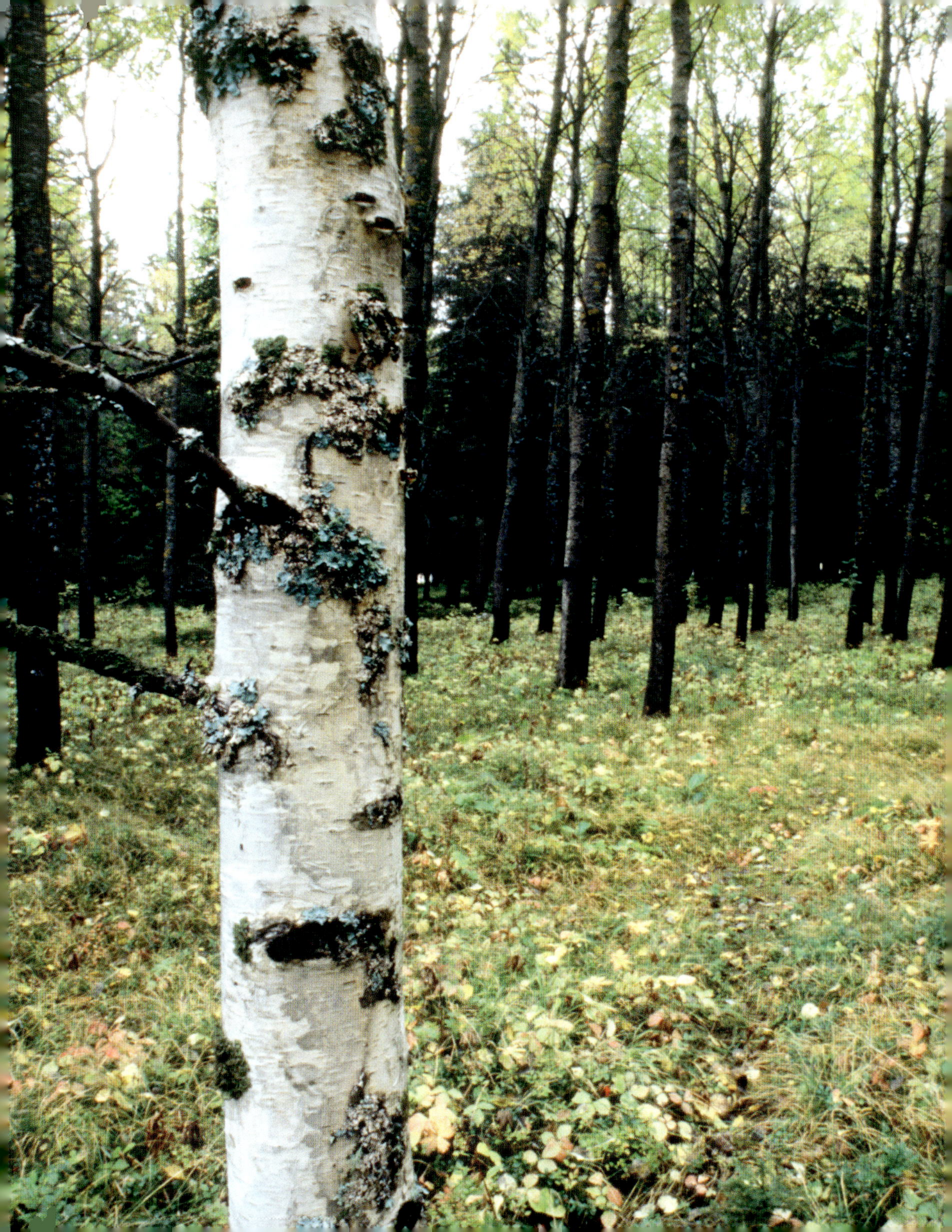

DURCHFALL

SYMPTOME

Mehr als 3 × täglich wässrigen bis breiigen Stuhlgang nennt man Durchfall. Begleitend können Übelkeit, Erbrechen und Fieber auftreten. Die Ursache ist meistens eine virale oder bakterielle Darminfektion nach einer Ansteckung von Mensch zu Mensch, durch den Kontakt mit kontaminierten Objekten, oder dem Verzehr von verdorbenen oder verunreinigten Lebensmitteln oder Trinkwasser.

Die Krankheitserreger bewirken eine osmotische Anreicherung von Wasser im Darm oder eine vermehrte Wasserabsonderung aus der Darmwand. Es kann auch zu einer erhöhten Darmmotilität kommen, was zu Bauchkrämpfen führt. Diese erhöhte Motilität verhindert wiederum eine ausreichende Aufnahme von Wasser und Nährstoffen des Organismus. Durchfall wird manchmal auch durch Medikamente oder Nahrungsmittelunverträglichkeit hervorgerufen. Seelische Belastung und Aufregung können sich ebenfalls mit Durchfall zeigen.

HEILKRÄUTER ALS TEES

› Schwarztee (Theae nigrae folium) wirkt adstringierend und antidiarrhoisch, belebend – ab 12 Jahren
› Heidelbeeren getrocknet (Schwarzbeeren, Myrtilli fructus) wirken adstringierend, stopfend – ab 2 Jahren
› Eichenrindentee (Quercus cortex) wirkt adstringierend, mild entzündungshemmend und antiviral – ab 12 Jahren

Anwendung: 1 Teelöffel Schwarztee pro Tasse 10 Minuten kochen lassen, abseihen und 3 × täglich trinken; 1 Esslöffel getrocknete Heidelbeeren 10–15 Minuten kochen lassen, abseihen und 3 Tassen täglich trinken; 1 Teelöffel Eichenrinde pro Tasse 5–10 Minuten kochen lassen, abseihen und 2–3 Tassen trinken.

HOMÖOPATHISCHE GLOBULI

› Okoubaka D6 (westafrikanischer Urwaldbaum), bei Lebensmittelvergiftung, nach schweren Kinderkrankheiten zum Entgiften, Reisedurchfall
› Arsenicum album D6 (Arsenik), bei starkem, wässrigem Durchfall von Schwäche begleitet, nach kalten Getränken, Sommerdurchfall

Heidelbeeren

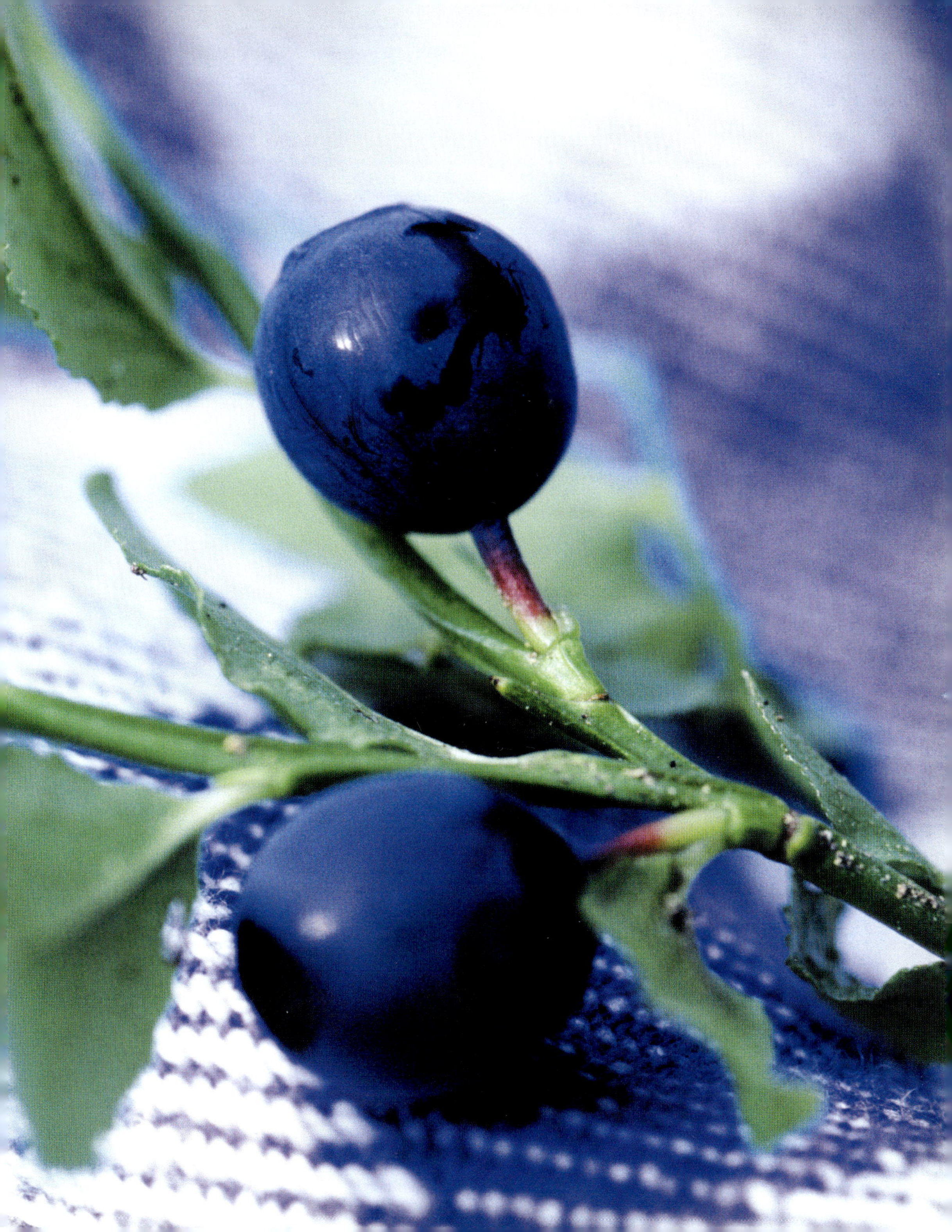

WARNHINWEISE

Bei Säuglingen ist Durchfall ein ernstzunehmendes Symptom und muss ärztlich abgeklärt werden, sobald es länger als einen halben Tag dauert. Säuglinge, Kleinkinder und geschwächte ältere Personen verlieren sehr schnell zu viel Flüssigkeit und wichtige Salze wie Kalium, Magnesium und Natrium, da diese durch den Stuhl ausgeschieden werden und oft nur mangelhaft wieder aufgenommen werden. Massiver Verlust dieser Salze kann lebensbedrohlich sein!

Blutiger Durchfall muss sofort ärztlich geklärt werden!

Achtung bei der Einnahme von Medikamenten! Einige werden bei Durchfall zu schnell wieder ausgeschieden und sind daher unwirksam. Fragen Sie Ihren Arzt oder Apotheker.

Nur getrocknete Heidelbeeren verwenden, frische können Durchfall verursachen.

› Argentum nitricum D12 (Silbernitrat), Durchfall bei Aufregung und Lampenfieber, Prüfungsangst und Gedächtnisschwäche
› Podophyllum D6 (Maiapfel), Durchfall wässrig, nachts, bei Zahnung

Anwendung: 5–10 Globuli je nach Symptomatik, auch jede viertel- bis halbe Stunde unter der Zunge zergehen lassen. Bei Besserung nicht mehr einnehmen, sondern abwarten. Bei erneuter Verschlechterung wiederholen.

SCHÜSSLER-SALZE

› Ferrum phosphoricum D6, im ersten Entzündungsstadium grundsätzlich, Durchfall im Sommer
› Kalium chloratum D6, entgiftend und ausleitend, als Folgemittel von Ferrum phosphoricum
› Magnesium phosphoricum D6, entspannt die Darmmuskultur bei Durchfall mit Krämpfen

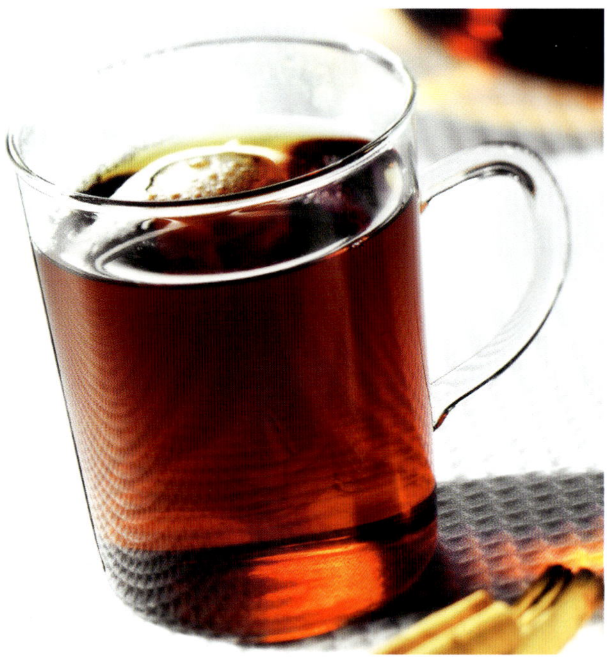

Schwarztee

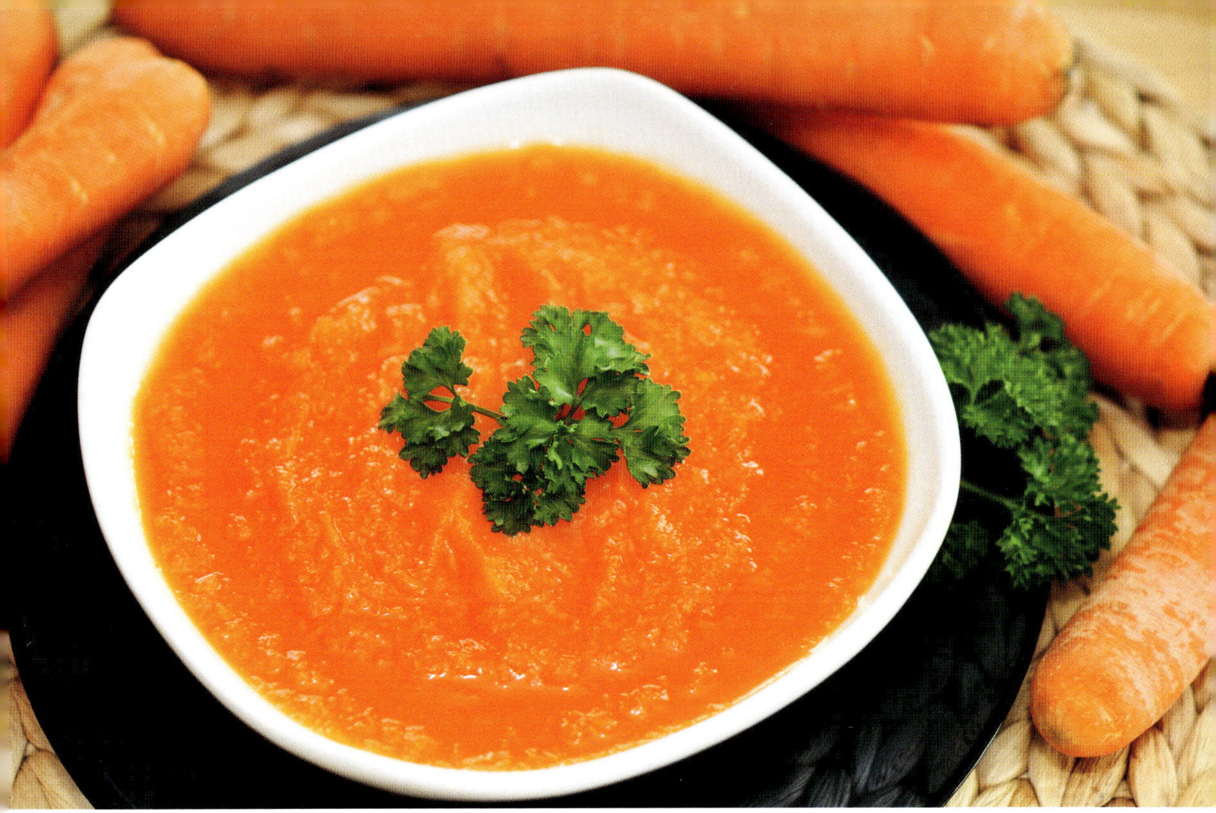

Karottensuppe

Anwendung: 3 × täglich 2 Tabletten lutschen, Kinder eine Tablette 3 × täglich. Im akuten Stadium auch jede Stunde eine Tablette lutschen.

ERNÄHRUNG UND WOHLBEFINDEN

Die Karottensuppe ist eine hervorragende Mahlzeit während einer Darmgrippe. Vier geschälte Karotten zerkleinern und mit Wasser eine dreiviertel Stunde einkochen. Pürieren und mit einem Liter Fleischbrühe verdünnen, gut salzen. Es ist wissenschaftlich nachgewiesen, dass Karotten einen Wirkstoff enthalten, der bereits in geringer Konzentration die Anheftung von krankheitserregenden Bakterien und Viren hemmt, das Salz führt einige der verlorenen Elektrolyte wieder zu.
Auch Reis eignet sich als leichte Wiedereinführungskost, er liefert viel Wasser, das er im Darm wieder abgibt und ist leicht verdaulich. Man kann Reis auch längere Zeit in mehr Wasser zu einer Reis-Suppe einkochen, salzen und mit geriebenem Parmesankäse und etwas Olivenöl verfeinern.

TIPP

Karottensuppe schmeckt auch Kindern gut.

Teinfreier Schwarztee kann auch Kleinkindern verabreicht werden.

Getrocknete Heidelbeeren sind zwar etwas teuer, aber man kann sie Kindern gut verabreichen.

Eichenrindentee schmeckt bitter und zieht die Mundschleimhaut zusammen, man sei vorgewarnt.

FIEBER

SYMPTOME

Von 37 bis 38 Grad spricht man von leichtem Fieber, ab 38 bis 39 Grad von mäßigem Fieber, ab 39 von hohem Fieber. Selten erreicht der Körper eine Temperatur von 41 Grad. Bei einer Körpertemperatur von 42 Grad beginnen sich die Eiweiße im menschlichen Organismus zu zersetzen und das ist lebensbedrohlich. Die genannten Temperaturen verstehen sich in der Achselhöhle gemessen. Rektal (im Anus) gemessene Temperaturen müssen um 0,5 Grad nach unten korrigiert werden.

Fieber ist keine Krankheit, sondern eine Abwehrreaktion des Körpers gegen Krankheitserreger. Im Gehirn gibt es ein temperatursensibles Zentrum, das die Körpertemperatur zwischen 35 und 37 Grad Celsius als normal signalisiert. Sobald z. B. Viren unseren Körper befallen, reguliert sich diese Temperatur nach oben, das bedeutet, das Zentrum signalisiert eine höhere Temperatur, wie z. B. 38 Grad als „normal". Im Verhältnis zu dieser neuen Temperatur fühlt sich unser Körper jetzt kalt an und beginnt mit Schüttelfrost und Gänsehaut die Temperatur wieder auf „normal" (jetzt 38) zu bringen. Wir fühlen, dass wir zu kalt haben, decken uns instinktiv zu und verhelfen dem Körper so zu mehr Wärme, ja sogar Hitze, um den Krankheitserregern die optimalen Lebensbedingungen zu nehmen.

HEILKRÄUTER ALS TEES

› Mädesüßblüten und -kraut (Spirea ulmaria) wirken fiebersenkend und entzündungshemmend – ab 2 Jahren
› Lindenblütentee (Tigliae flos), regt die Schweißbildung an, wirkt beruhigend, auswurffördernd – ab 2 Jahren
› Holunderblütentee (Sambuci flos) wirkt schweißtreibend, auswurffördernd – ab 2 Jahren

Anwendung: Die oben genannten Kräuter werden einzeln oder zu gleichen Teilen gemischt verwendet. Einen Teelöffel pro Tasse mit heißem Wasser überbrühen, 10 Minuten ziehen lassen, abseihen und mit Honig süßen, wenn der Tee etwas abgekühlt ist. 3 Tassen täglich möglichst heiß trinken. Für Kinder einen halben Teelöffel pro Tasse verwenden.

FIEBERSENKENDE WICKEL

Anwendung: Feucht-kalte Wadenwickel: kaltes bis lauwarmes Tuch um die Waden wickeln. Restlichen Körper gut zudecken. Nach einer halben Stunde entfernen.
Achtung: nur bei warmen Beinen anwenden!

HOMÖOPATHISCHE GLOBULI

- Aconitum D6 (Eisenhut, Sturmhut), bei Blässe und Trockenheit der Schleimhäute, ohne Schweiß, aber große Hitze, durstig
- Belladonna D6 (Tollkirsche) folgt meist auf Aconitum, rotes Gesicht, Hitze, aber kalte Gliedmaßen, kein Durst
- Mercurius solubilis D30, hartnäckiges Fieber, das sich weder durch Aconitum, noch durch Belladonna senken lässt, und sich in der Nacht verschlimmert
- Gelsemium D30 (Falscher Jasmin), bei Schüttelfrost und Kopfschmerzen, Grippe

Anwendung: 5–10 Globuli der niederen Potenzen in viertel- oder halbstündlichen Abständen unter der Zunge zergehen lassen bis Besserung eintritt; Gelsemium, Mercurius solubilis D30: 5–10 Globuli in ein Glas Wasser geben und gut umrühren, immer wieder einen Schluck trinken, bis Besserung eintritt.

TIPP

Bei Fieber sollten Sie unbedingt ruhen und jede Anstrengung vermeiden.

Feucht-kalte Wickel kann man auch auf der Stirn anwenden, falls es als angenehm empfunden wird.

Lindenblütentee

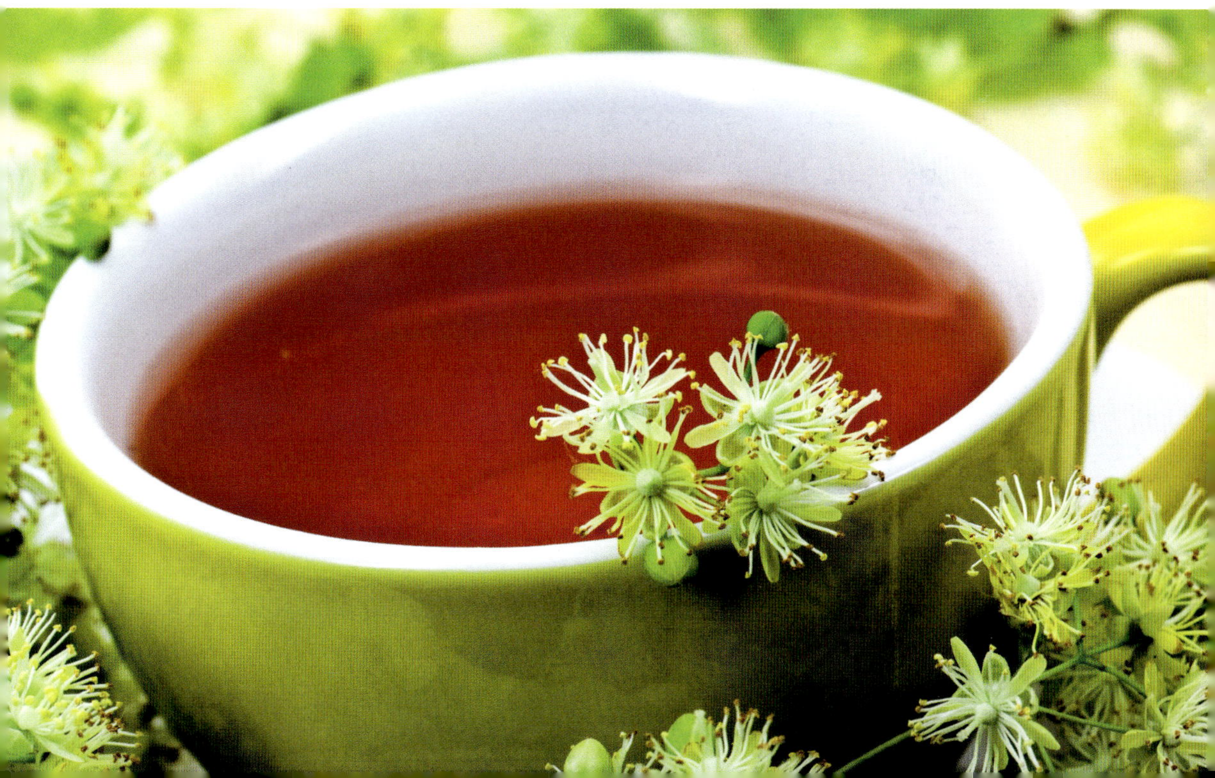

WARNHINWEISE

Fieber bei Säuglingen muss sofort abgeklärt werden.

Bei Fieber ohne erklärlichen Grund, das länger als 3 Tage anhält, den Arzt um Rat fragen.

Bei hohem Fieber, das sich durch nichts beeinflussen lässt, und verschlechtertem Allgemeinzustand zum Arzt gehen.

Bei Benommenheit oder Fieberkrämpfen sofort den Arzt rufen!

SCHÜSSLER-SALZE

- Ferrum phosphoricum D12, in der ersten Entzündungsphase, guter Allgemeinzustand, trotz Fieber
- Kalium phosphoricum D6, bei Unruhe und Erschöpfung

Anwendung: Bei akuten Beschwerden bis zum Abklingen der Symptome jede viertel Stunde eine Tablette lutschen.

ERNÄHRUNG UND WOHLBEFINDEN

Ausreichende Flüssigkeitszufuhr ist bei fiebrigen Erkrankungen äußerst wichtig. Kräutertees, Säfte, wie Holunderbeerensaft und Zitronensaft in heißem Wasser verdünnt, eignen sich gut, aber auch Suppen und Brühen. Durch letztere werden auch die Salze wieder integriert, die durch die vermehrte Schweißabsonderung ausgeschieden worden sind.

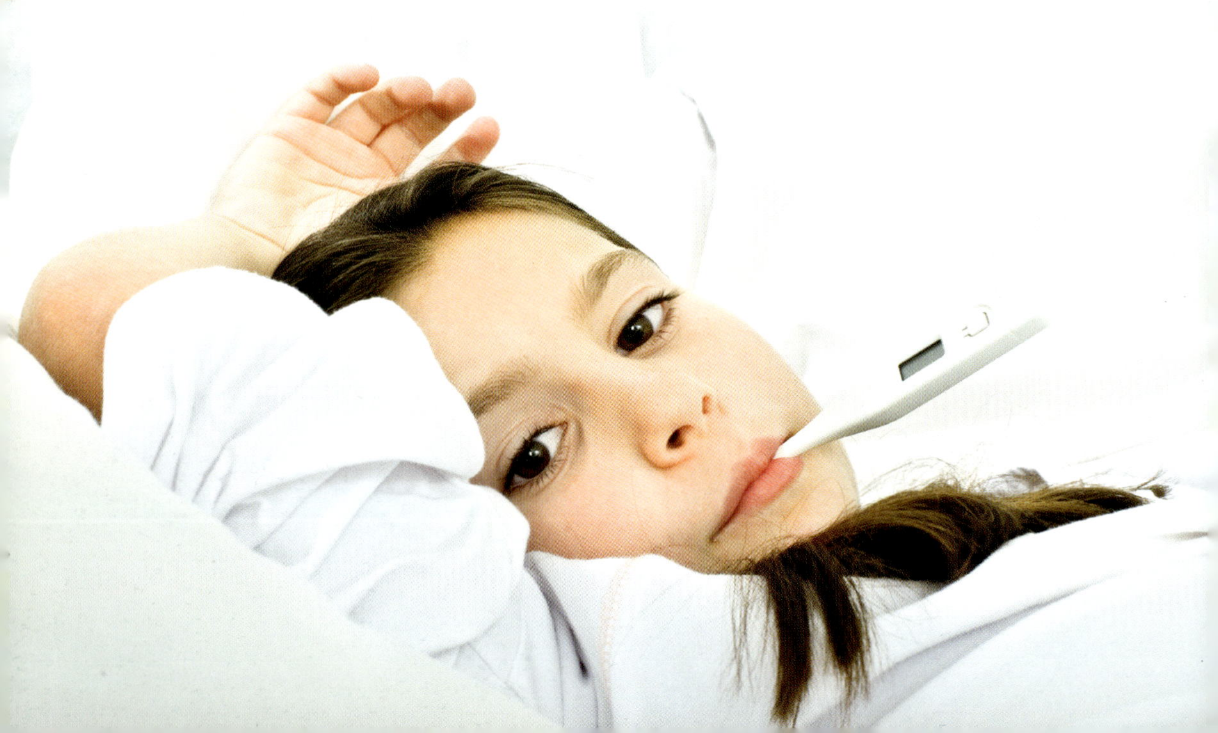

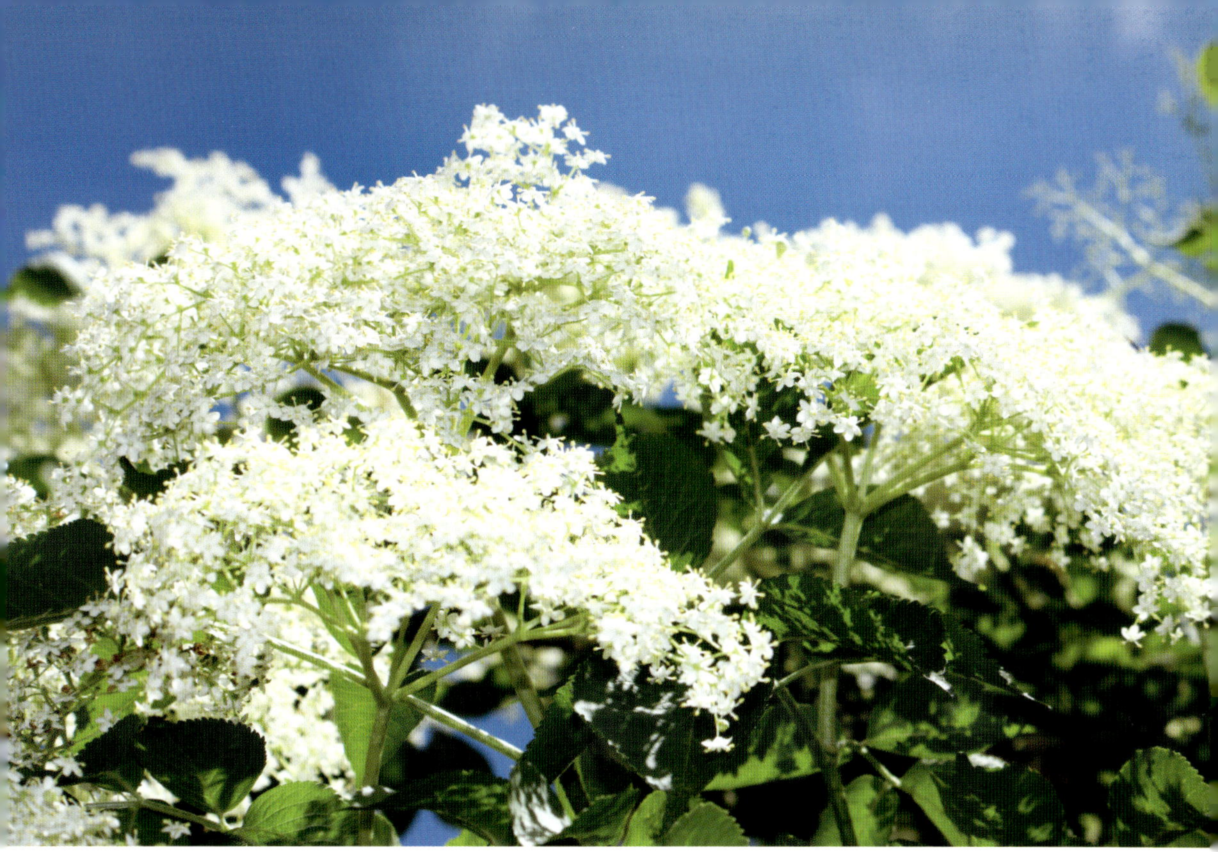

Holunderblüten

Leichte Kost wie Kartoffelsuppe oder Reisgerichte, mit wenig kaltgepresstem Olivenöl, ohne Soßen und tierischen Fetten, sind zu bevorzugen. Vor allem gilt: Trinken ist wichtiger als Essen.

Fieber sollte nur „begleitet und kontrolliert", aber nicht bekämpft werden, solange es das Wohlbefinden nicht zu sehr beeinträchtigt. Der Allgemeinzustand ist dafür ausschlaggebend. Sobald wir uns unsicher fühlen, das Fieber nicht mehr unter Kontrolle haben, Kinder matt und niedergeschlagen wirken, sollten wir eingreifen, auch mit fiebersenkenden Arzneimitteln.

Ansonsten ist das Fieber heilsam und wird sogar künstlich mit warmen Bädern bis 42 Grad Celsius zur Krebsbekämpfung begleitend zu anderen Maßnahmen und ärztlicher Aufsicht hervorgerufen.

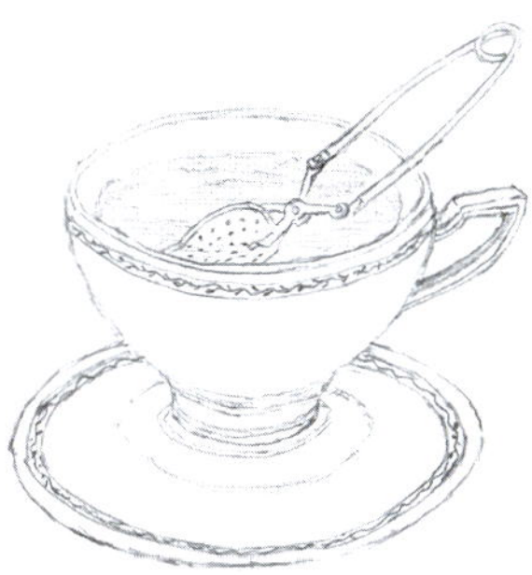

HALSSCHMERZEN

SYMPTOME

Halsschmerzen deuten auf eine Entzündung im Rachen hin, die meistens von Viren oder von Bakterien hervorgerufen wird. Heiserkeit, Kratzen im Hals und ein Gefühl von geschwollenen Schleimhäuten mit Schmerzen beim Schlucken und Sprechen sind die Folgen dieser Infektion. Die Rachenschleimhaut zeigt sich gerötet. Oft sind Halsschmerzen auch Vorboten von Schnupfen und Husten oder von grippalen Infekten.

HEILKRÄUTER ALS TEES

› Isländisch Moos (Lichen Islandicus) wirkt reizlindernd, antibakteriell (schwach) und entzündungshemmend – ab 2 Jahren
› Spitzwegerichkraut (Plantago lanceolatae herba) wirkt antibakteriell, stärkt die körpereigene Abwehrkraft und lindert die Entzündung der Mund- und Rachenschleimhaut – ab 2 Jahren

Anwendung: Einen Teelöffel Kraut pro Tasse mit kochendem Wasser übergießen, 5–10 Minuten ziehen lassen und davon, mit Honig gesüßt, mindestens 3 Tassen täglich trinken.

TINKTUREN

Afrikanische Umkaloabowurzel (Pelargonii sidoides radix), über diese afrikanische Geranienwurzel liegen zahlreiche wissenschaftliche Studien vor. Der ethanolisch-wässrige Auszug lindert Schluckbeschwerden, Halsschmerzen, Speichelfluss und Rötung. Man vermutet, dass die Inhaltsstoffe einerseits die Abwehrkräfte fördern, anderseits das Anhaften der Krankheitserreger an den Schleimhäuten verhindern.

Anwendung: 3 × 30 Tropfen für Erwachsene, Kinder von 6–12 Jahren 3 × 10–20 Tropfen, Kinder unter 6 Jahre entsprechend dem Alter 5–10 Tropfen mit Wasser verdünnt einnehmen. (Nicht in der Schwangerschaft und Stillzeit einnehmen)

HEILKRÄUTER ÄUSSERLICH

› Salbeiblätter (Salviae folium), wirken antibakteriell, antiviral, zusammenziehend, entzündungshemmend und sekretionsfördernd
› Kamillenblüten (Matricariae flos), wirken entzündungshemmend, antibakteriell, immunstimulierend

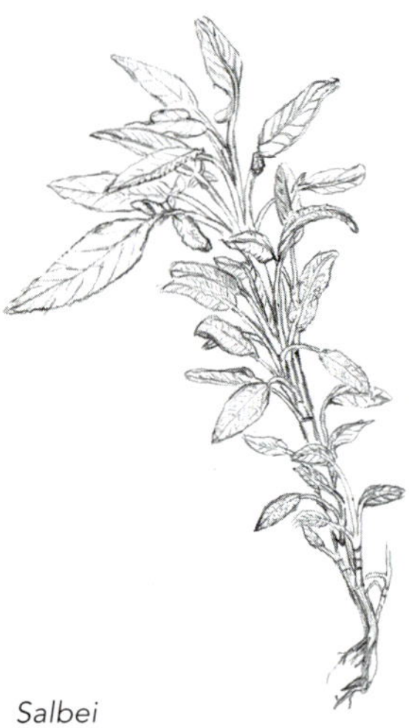

Salbei

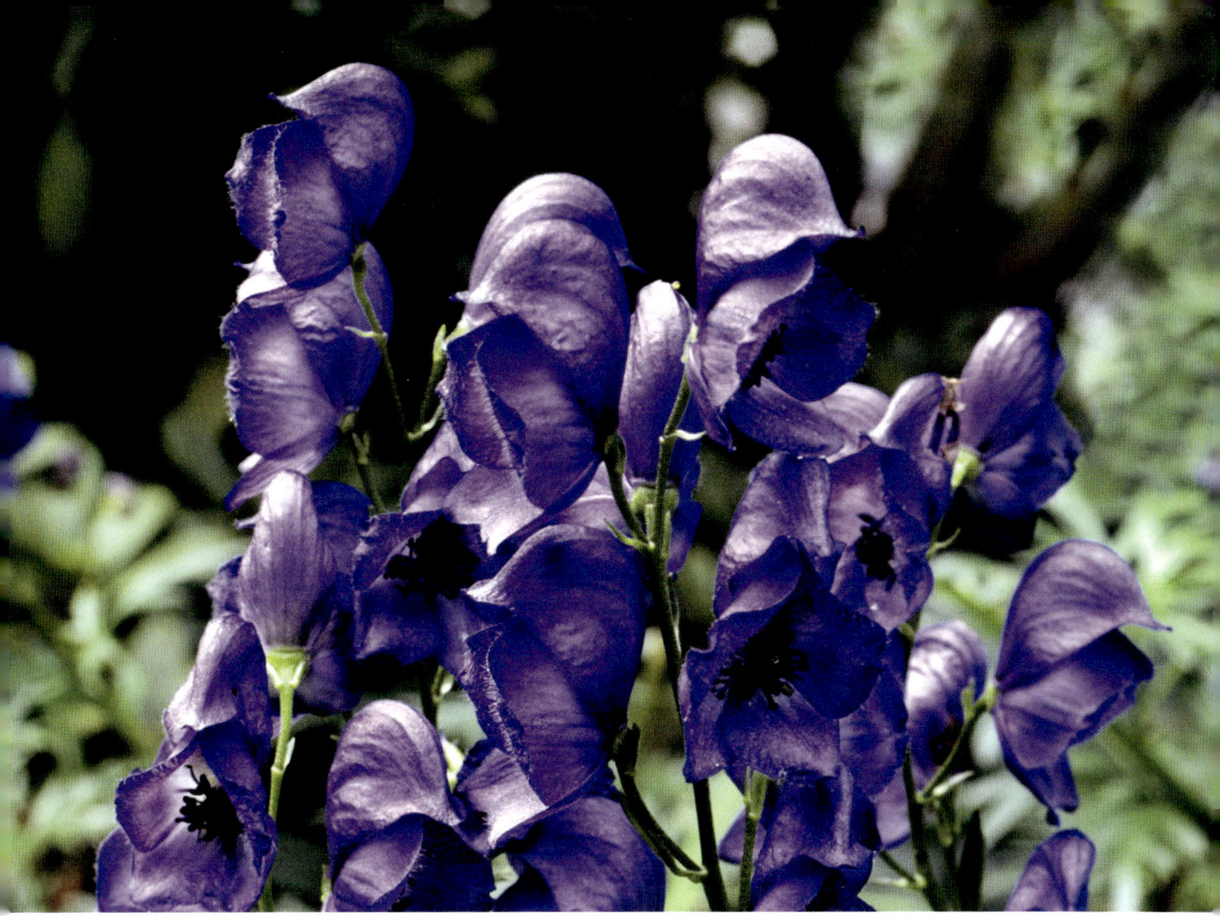

Eisenhut

Anwendung: Man kann sowohl mit Teeaufgüssen als auch mit den Tinkturen dieser Heilpflanzen gurgeln; für die Teezubereitung wird 1 Esslöffel Kraut mit 150 ml kochendem Wasser übergossen, zugedeckt 5–10 Minuten ziehen lassen, anschließend filtrieren. Mehrmals täglich den Mund und Rachenbereich damit spülen oder gurgeln. Bei Tinkturen 10–15 Tropfen in ½ Glas lauwarmes Wasser geben und 3 × täglich gurgeln.

HOMÖOPATHISCHE GLOBULI

- Aconitum D12 (Eisenhut, Sturmhut), plötzlich auftretende, heftige Symptome, Durst auf kaltes Wasser, Unruhe, Trockenheit
- Belladonna D6 (Tollkirsche), folgt meist auf Aconitum, Schmerzen werden lokalisierbar, brennende Hitze, Pulsieren, starke Rötung

TIPP

Isländisch Moos gibt es auch als Lutschtabletten, diese wirken auch vorbeugend, wenn man die Stimme viel einsetzen muss, z. B. bei Sängern oder Lehrberufen.

WARNHINWEISE

Wenn die Schmerzen von Fieber begleitet sind, zu den Ohren hin ausstrahlen und beim Öffnen des Mundes vorhanden sind, könnte es eine Tonsillitis sein, die vom Arzt behandelt werden muss.

Heiserkeit, die länger als 3 Wochen andauert, muss ärztlich abgeklärt werden.

- Phytolacca americana D30 (Kermesbeere), starke Schmerzen beim Schlucken, Gefühl einer heißen Kugel oder eines Kloßes im Hals, Heiserkeit
- Arum triphyllum D6 (Zehrwurzel), bei zu starker Belastung der Stimme, selbst Räuspern tut weh, Heiserkeit

Anwendung: niedere Potenzen bis D6, 5–10 Globuli auch stündlich im Mund zergehen lassen bis Besserung eintritt, dann nur mehr bei erneuter Verschlechterung bzw. bei Nachlassen der Heilbewegung; Aconitum D30, 5–10 Globuli in einem Glas Wasser auflösen und schluckweise trinken bis die Symptome nachlassen, wiederholen nur wenn erneut Verschlechterung eintritt.

SCHÜSSLER-SALZE

- Ferrum phosphoricum D12, bei Schwellung und Rötung im ersten Stadium

Anwendung: 1 Tablette stündlich lutschen.

ERNÄHRUNG UND WOHLBEFINDEN

Sorgen Sie für die richtige Luftfeuchtigkeit im Raum. Entweder man gibt nasse Handtücher auf die Heizkörper im Winter oder man lässt gelegentlich die Wäsche im Zimmer trocknen. Es gibt auch Luftbefeuchter im Handel. Wenn die Schleimhäute trocken sind, können Viren besser angreifen!
Vielleicht sollte man sich über den Einsatz seiner Stimme Gedanken machen, wenn man immer wieder von Heiserkeit und Halsschmerzen heimgesucht wird. Sprechen wir zu laut? Oder zu viel? Haben wir Angst nicht gehört zu werden? Wie kann ich mir außer dem Einsatz der Stimme Autorität verschaffen? Wer beruflich viel sprechen muss, sollte prüfen, ob die Tonlage zu hoch ist. Oft finden wir bessere Zuhörer wenn wir leiser sprechen.

Tollkirsche

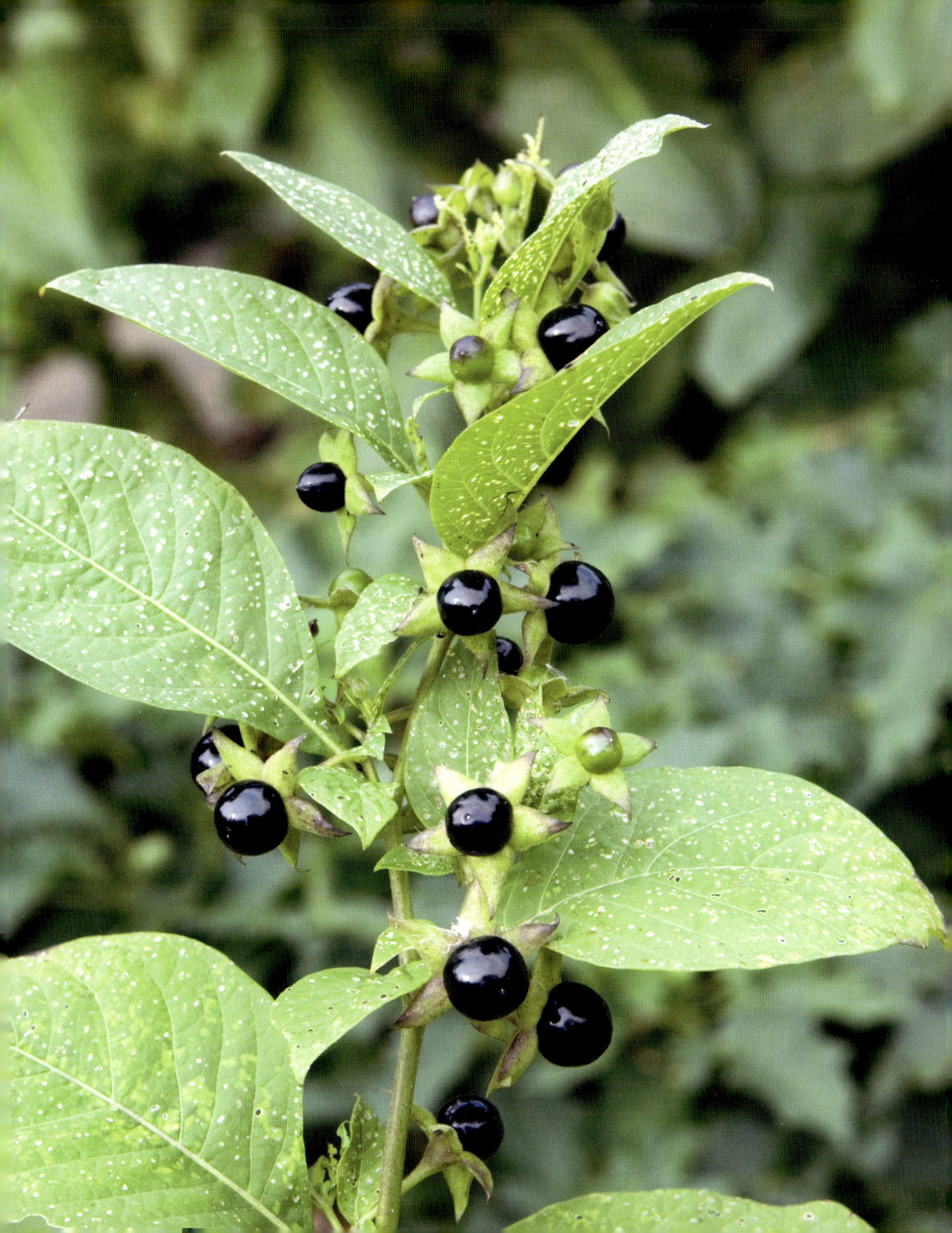

HUSTEN

SYMPTOME

Husten ist ein Reflex, der durch Fremdkörper in den Atemwegen ausgelöst wird. Er stellt eigentlich primär einen Schutz für unseren Organismus dar, denn er befreit unsere Atemwege, wenn sie z. B. mit Schleim, Staub oder Essensresten verschlossen sind.
Husten tritt aber meistens in Folge von viralen oder bakteriellen Entzündungen der Bronchien und bei Asthma auf. Der Husten ist im ersten Entzündungsstadium meist trocken, der sogenannte Reizhusten, im Zweiten und dritten Stadium von einem Auswurf begleitet.
Es gibt auch den nervösen Reizhusten, der nicht durch Krankheitserreger ausgelöst wird.

HEILKRÄUTER ALS TEES

- Thymian (Thymi herba) wirkt antibakteriell, antiviral, entspannt die Muskulatur der Bronchien, hilft den Schleim abzuhusten – ab 2 Jahren
- Käsepappelblätter (Malvae folium) wirken reizlindernd, bei trockenem Reizhusten – ab 2 Jahren
- Spitzwegerich (Plantago lanceolata herba), die Schleimstoffe wirken reizlindernd, die anderen Wirkstoffe haben antibakterielle und entzündungshemmende Eigenschaften – ab 2 Jahren
- Isländisch Moos (Lichen islandicus) wirkt entzündungshemmend, reizlindernd, denn die enthaltenen Wirkstoffe bilden einen abdeckenden Schutzfilm auf den Schleimhäuten – ab 2 Jahren
- Eibischwurzel (Althea officinalis), Schleimstoffe lindern den Hustenreiz, die Schleimhaut wird durch einen Schutzfilm von den Reizen abgeschirmt, die den Husten auslösen – ab 2 Jahren

Teemischung – ab 2 Jahren

- 10 g Fenchelfrüchte
- 10 g Isländisch Moos
- 10 g Süßholzwurzel
- 15 g Spitzwegerichkraut
- 25 g Eibischwurzel
- 30 g Thymiankraut

Anwendung: 1–2 Teelöffel pro Tasse mit heißem Wasser überbrühen, 10 Minuten zugedeckt ziehen lassen und abseihen. 3–4 Tassen täglich trinken, eventuell mit Honig süßen.

HEILKRÄUTER ÄUSSERLICH

- Leinsamen (Lini semen), als Kataplasma (Umschlag) bei hartnäckigem Husten – ab 2 Jahren

Anwendung: 2–3 Esslöffel zerstoßene Samen mit etwas kaltem Wasser ansetzen, unter ständigem Rühren zu einem Brei aufkochen, anschließend auf ein trockenes Tuch streichen und mit der Stoffseite auf Brust und auf Rücken auflegen. Mit einer Wolldecke zudecken und einwirken lassen bis es abgekühlt ist. Zirka 15–20 Minuten 2 × täglich.

HOMÖOPATHISCHE GLOBULI

- Spongia tosta D6 (Meeresschwamm, geröstet), trockener Husten, der hohl, bellend, krähend oder sägend klingt, kruppartig, Asthma, auch bei schleimigem Husten
- Drosera D6 (Sonnentau), anhaltende, periodische Hustenanfälle, tiefer, bellender und erstickender Husten
- Corallium rubrum D6 (rote Koralle), krampfhafte heftige und unaufhörliche Hustenanfälle, rotes Gesicht, hysterischer, nervöser Reizhusten

Süßholzwurzeltee

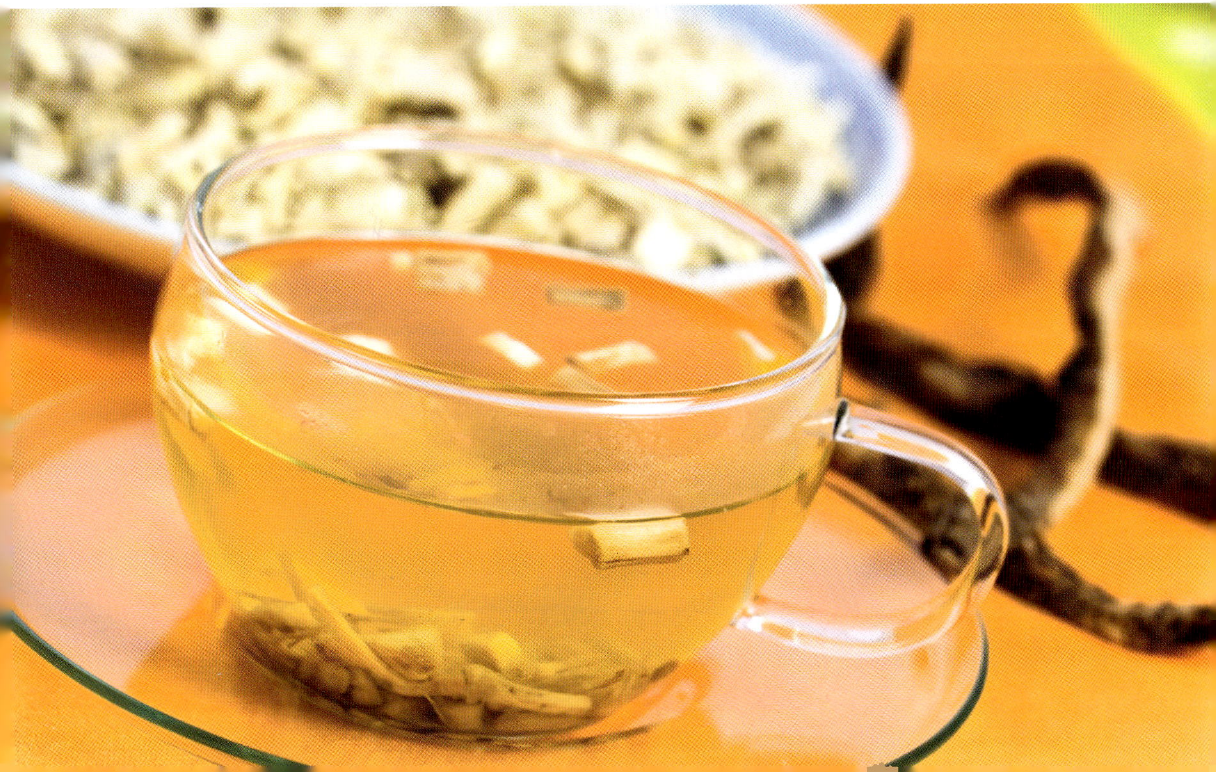

WARNHINWEISE

Husten kann auch bei Herzbeschwerden oder Magenproblemen vorkommen, dieser bedarf einer anderen Behandlung durch einen Arzt.

Husten kann auch eine Nebenwirkung von Medikamenten sein.

Leinsamenumschläge sind am Anfang sehr heiß, Achtung bei Kleinkindern: Verbrennungsgefahr!

Bei länger als 2 Wochen andauerndem Husten, bei Verschlechterung, Fieber oder Atemnot sofort den Arzt verständigen.

Bei Asthma immer den Arzt zu Rate ziehen, der abwägt, ob die Naturheilmittel allein eine sinnvolle und ausreichende Behandlung sind.

Honig nicht vor dem ersten Lebensjahr verabreichen.

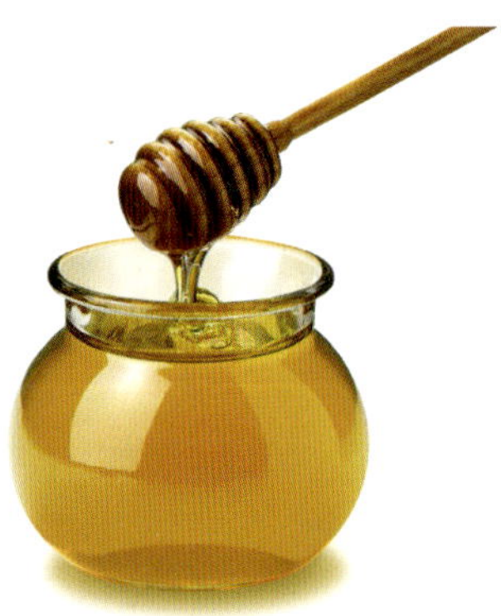

› Bryonia D6 (Zaunrübe), trockener, heftiger und sehr schmerzhafter Husten, schlimmer wenn man in einen warmen Raum tritt, tiefes Atmen löst Hustenreiz aus, manchmal auch zäher, klebriger Schleim
› Cuprum D30 (metallisches Kupfer), Asthma, heftige Hustenanfälle, krampflösend
› Ferrum phosphoricum D30 (Eisenphosphat), Heiserkeit, Kitzelhusten, schmerzhafter, krampfhafter Husten, beim Einschlafen
› Ipecacuanha D30 (Brechwurzel), Asthma, erstickende Hustenanfälle mit Erbrechen, unaufhörlicher heftiger Husten, Würgen, lockeres Rasseln auf der Brust, mit erschwertem Auswurf

Anwendung: Alle niederen Potenzen, also D6, auch stündlich 5–10 Globuli unter der Zunge zergehen lassen, bei Besserung nicht mehr so häufig, höhere Potenzen, in unserem Falle die D30, einmal geben und wenn es nicht anspricht, nach einer halben bis einer Stunde wiederholen und abwarten. Wenn Besserung eintritt, kann man am nächsten Tag nochmals 5 Globuli geben.

SCHÜSSLER-SALZE

› Ferrum phosphoricum D12, wirkt entzündungshemmend im ersten Stadium, Husten trocken, unproduktiv
› Kalium chloratum D6, Symptome sind deutlicher geworden, weißer oder durchsichtiger Schleim
› Kalium sulfuricum D6, letztes Stadium, die Genesung lässt auf sich warten, gelblicher Schleim

Anwendung: Ferrum phosphoricum D12, 1 Tablette alle viertel bis halbe Stunde lutschen, Kinder ebenso; Kalium cloratum D6, 2 Tabletten 6–10 × täglich je nach Beschwerden lutschen, Kinder ½ Tablette stündlich; Kalium sulfuricum D6, 2 Tabletten 3 × täglich, Kinder 1 Tablette 3 × täglich.

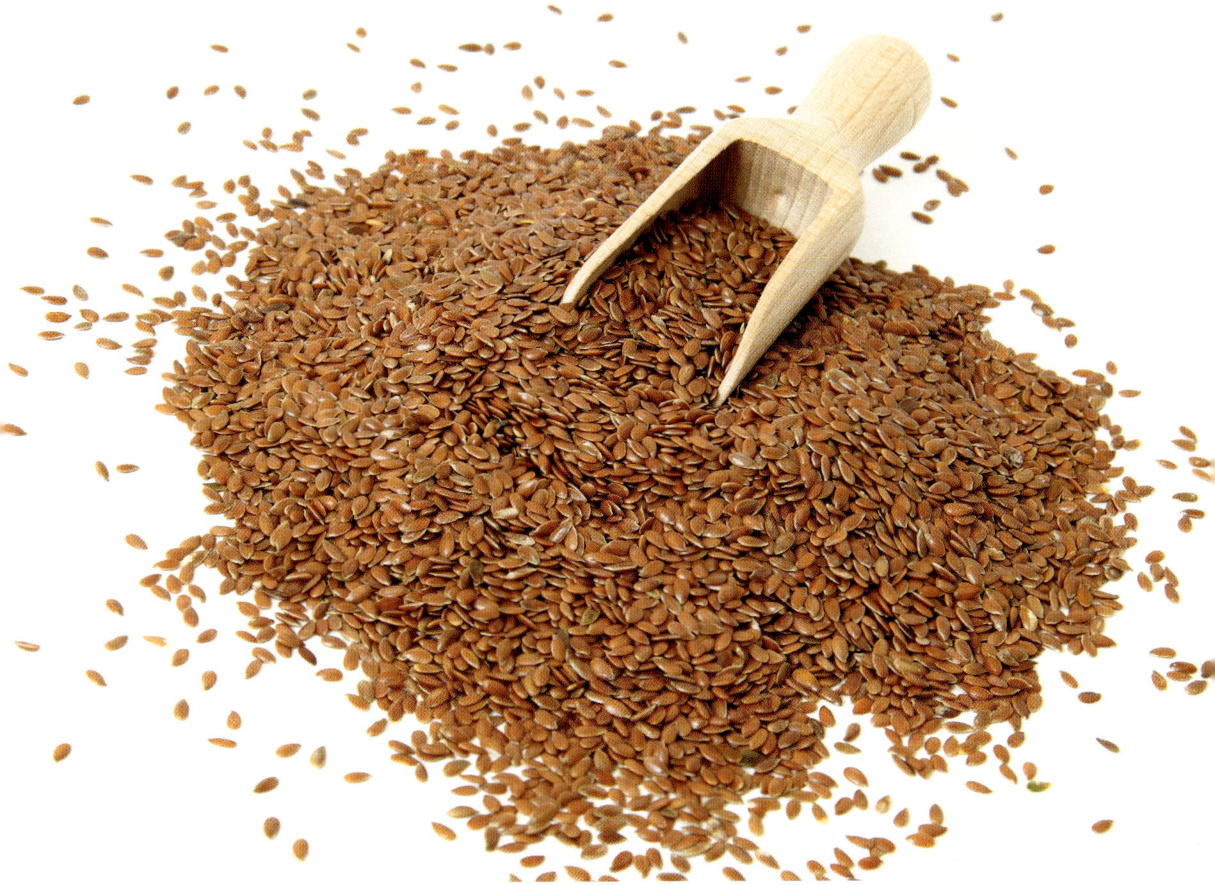

Leinsamen

ERNÄHRUNG UND WOHLBEFINDEN

Volksheilkundlich sollten Milchprodukte bei Husten gemieden werden, da sie angeblich die Schleimabsonderung vermehren. Dies gilt aber als umstritten, da es kaum wissenschaftliche Studien darüber gibt. In der traditionellen chinesischen Medizin z. B. gilt es als selbstverständlich, dass Milchprodukte während Erkältungskrankheiten gemieden werden. Aber was ist dann mit dem guten Glas lauwarmer Milch und einem Löffel Honig?

Wissenschaft und Volksheilkunde können uns da nicht weiterhelfen. Besser man bezieht sich also auf das Wissen der Herkunftsfamilie. Was immer geholfen hat, sollte auch weiterhin angewandt oder gemieden werden. Denn wenn man genau hinsieht, wird auch in der traditionellen chinesischen Medizin von Typ zu Typ unterschieden. Was dem einen hilft, kann dem anderen schaden. Verlassen Sie sich auf Ihre Intuition!

TIPP

Bei nächtlichen Hustenattacken bei Kindern die Matratze unter dem Kopf schräg erhöhen.

Honig sollte man erst dann in den Tee geben, wenn der Tee schon etwas abgekühlt ist, so bleiben wichtige Inhaltstoffe aktiv, die sonst durch die Hitze zerstört werden.

IMMUNSYSTEM

SYMPTOME

Immer wiederkehrende Infekte oder eine zu lange Heilungsdauer haben ihren Ursprung oft bei einem schwachen Immunsystem. Das Immunsystem ist die körpereigene Abwehrkraft, die ungebetene Eindringlinge wie Viren, Bakterien oder Pilze beseitigt. Wir sprechen von einem System, da sehr viele verschiedene Zellen beteiligt sind und äußerst komplexe Abläufe vorsichgehen, wenn z.B. Viren auf unsere Schleimhäute treffen. Bei Kindern ist das Immunsystem noch „unreif" und wird im Laufe der Zeit durch den Kontakt mit Krankheitserregern gefördert und stimuliert.

HEILKRÄUTER ALS TEES

- Holunderblüten stärken das Immunsystem, der Wirkungsmechanismus ist bis heute unbekannt – ab 2 Jahren
- Hagebutten sind reich an Vitamin C, ein für die Abwehrkräfte sehr wichtiges Vitamin – ab 2 Jahren

Anwendung: 1 Teelöffel pro Tasse mit heißem Wasser übergießen, zugedeckt 10 Minuten ziehen lassen, abseihen und möglichst heiß trinken. 1–2 Tassen täglich, auch über längerem Zeitraum, z. B. den ganzen Herbst über trinken. Für Kinder nimmt man einen halben Teelöffel pro Tasse.

HEILKRÄUTER ALS TINKTUR

(alkoholischer Auszug der Pflanzen) oder Fluidextrakt

- Taigawurzel-Tinktur (Eleuterococci radix) steigert die T-Lymphozytenzahl, fördert die Rekonvaleszenz und vermindert Müdigkeit und Schwächegefühl

Holunderblüten

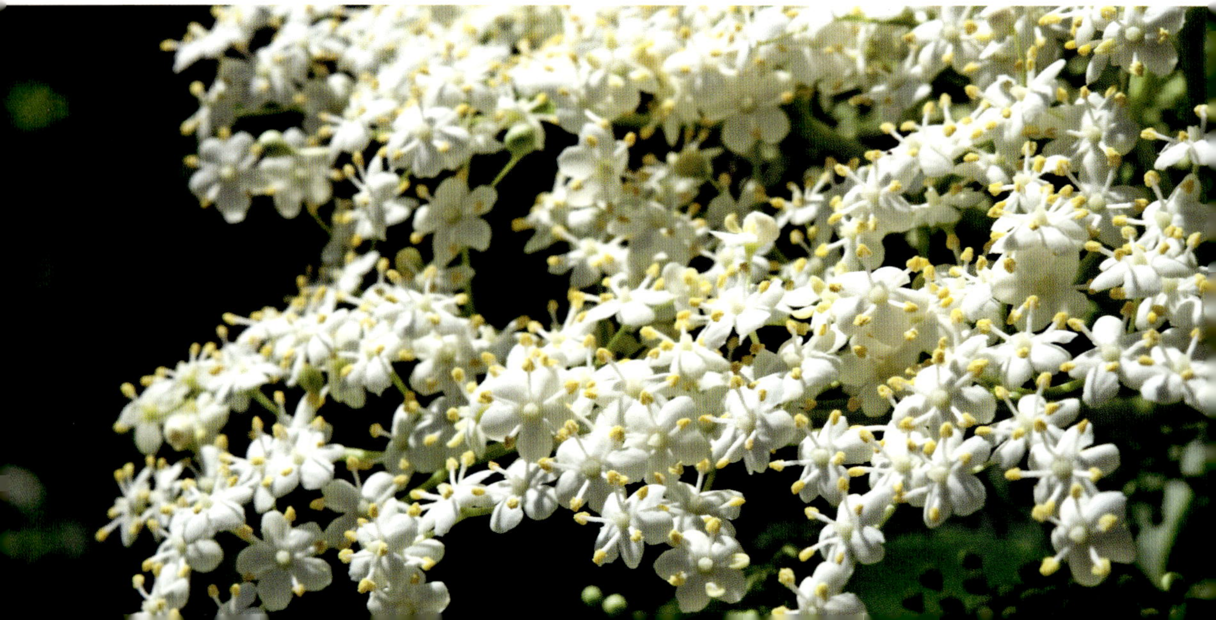

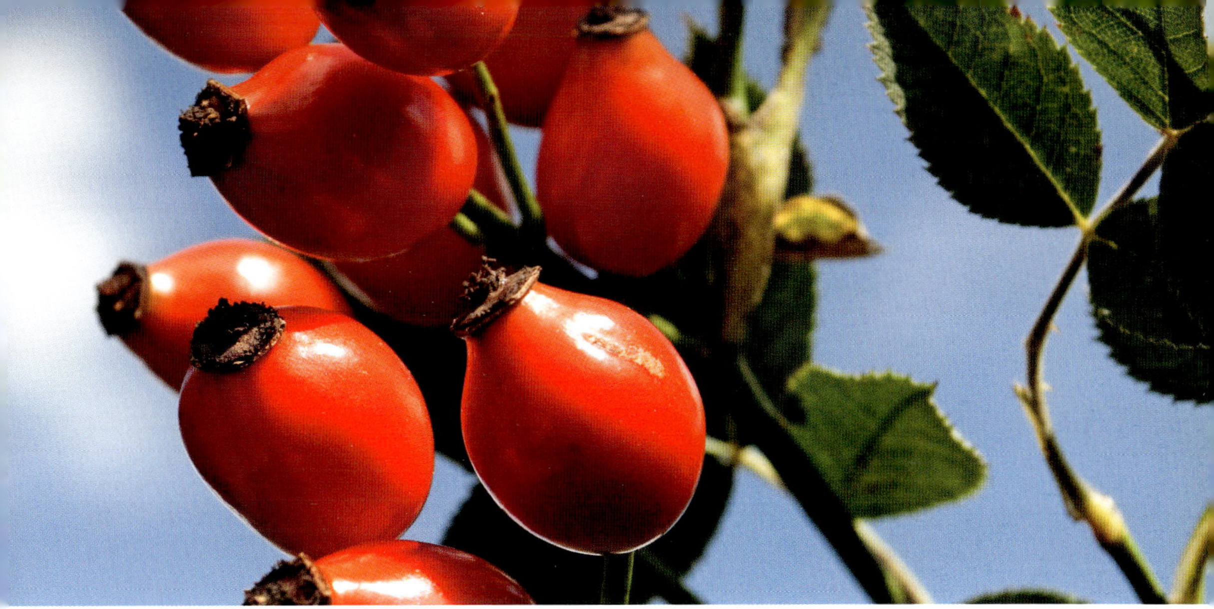

Hagebutten

- Sonnenhutkraut-Tinktur (Echinacea purpureae herba) wirkt antiviral, steigert die Aggressivität der Zellen, welche Krankheitserreger „auffressen" (granulationsfördernd), regt die Produktion von Leukozyten an
- Ginsengwurzel (Ginseng radix) steigert die Belastbarkeit des Organismus, kräftigt in der Rekonvaleszenz

Anwendung: Taigawurzel, 30 Tropfen 1–3 × täglich in Wasser verdünnt einnehmen; Echinaceae, 15 Tropfen 1–3 × täglich in Wasser verdünnt einnehmen, für 2 Wochen, dann eine Pause und wieder 2 Wochen einnehmen; Ginseng, als Fluidextrakt, 20–30 Tropfen 3 × täglich.

PROPOLIS

Die Propolis ist das Kittharz, mit dem die Bienen kleine Ritzen verschließen oder Unrat, der nicht aus dem Bau entfernt werden kann, einkapseln. Somit ist es kein Heilkraut, hat aber als Naturheilmittel ohne Zweifel seine Berechtigung. Propolis wirkt immunstimulierend und granulationsfördernd. Sie wird als Tinktur verwendet, ist aber auch flüssig ohne Alkohol erhältlich.

Anwendung: 10 Tropfen 3 × täglich in wenig Wasser gelöst trinken oder auf ein Stück Brot träufeln. Für Kinder ab 6 Jahren 5 Tropfen 3 × täglich ohne Alkohol.

TIPP

Zitrone darf auf dem Speiseplan nicht fehlen, sie ist reich an Vitamin C, erleichtert die Eisenaufnahme und ist auch für Kinder gesund!

HOMÖOPATHISCHE GLOBULI

- Camphora D30 (Kampfer), zur Grippevorbeugung
- Oszillococcinum C200, zur Vorbeugung von viralen Erkrankungen (Herpes)
- Acidum sulfuricum D30 (Schwefelsäure), zur Abwehr von viralen Infekten z. B. Grippe

Anwendung: Camphora D30 und Acidum sulfuricum D30, 2 × wöchentlich (z. B. Montag und Donnerstag) 5 Globuli unter der Zunge zergehen lassen; Oszillococcinum C200, 1 × in der Woche 10 Microgranuli unter der Zunge zergehen lassen, für 3 Wochen, 2 Wochen Pause, dann wiederholen.

Sonnenhut

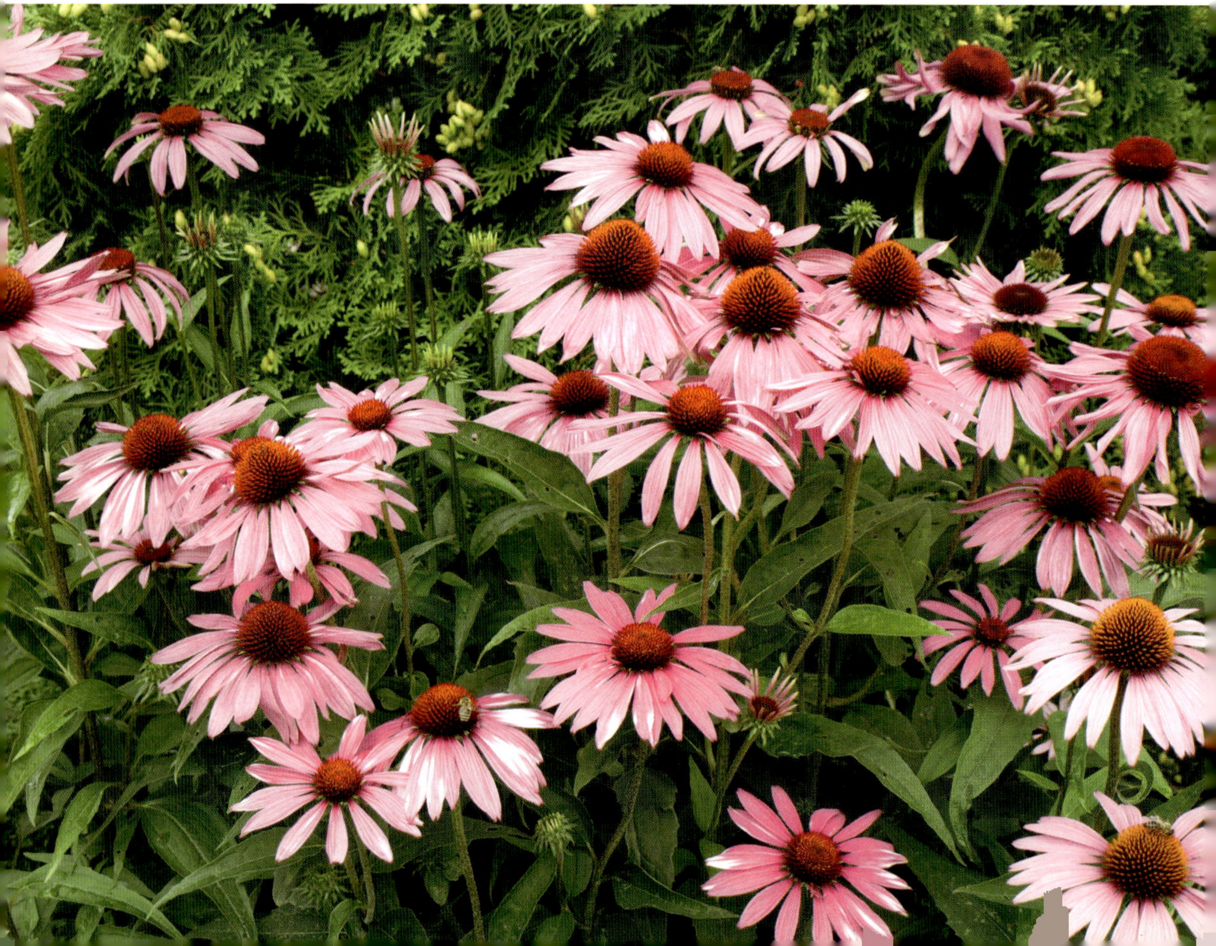

SCHÜSSLER-SALZE

Ferrum phosphoricum D12, 3 × täglich 2 Tabletten, Kinder 3 × täglich eine Tablette für 4 Wochen. Anschließend Magnesium phosphoricum D6 wie oben; anschließend Kalium sulfuricum D6 wie oben (kann mit Silicea D12 ersetzt werden).

ERNÄHRUNG UND WOHLBEFINDEN

Eine gesunde und ausgeglichene Ernährung, bei der Obst und Gemüse (auch roh), Vollkorngetreide und Eiweiße ausreichend zugeführt werden, ist die Voraussetzung eines guten Abwehrsystems.
Dabei sind Zitrusfrüchte wie Orangen und Zitronen nicht zu vergessen, die reich an Vitamin C sind. Man kann den Salat anstatt mit Essig mit Zitrone anrichten, oder etwas Zitrone auf Fisch oder Fleisch geben. Auch Sauerkraut ist reich an Vitamin C und ist im Winter leicht erhältlich.
Wichtig ist vor allem in den kalten Monaten für gleichmäßige Wärme im Körper zu sorgen. Warme Bekleidung und eine Kopfbedeckung sorgen dafür, dass unser Organismus nicht unnötigen Temperaturschwankungen ausgesetzt wird und dadurch Stress erleidet. Viren greifen in kalter Umgebung leichter unsere Schleimhäute an.
Auch die seelische Ausgeglichenheit ist für das Immunsystem von Bedeutung. Versuchen Sie nur eine Sache auf einmal anzugehen und nicht immer drei zugleich, auch wenn Sie das bewältigen können. Teilen Sie sich Ihre Kräfte ein.
Schlechte und belastende Gedanken mit einer Handbewegung am Kopf oder Körper bildlich wegschieben und bewusst an etwas angenehmes denken.
Hin und wieder sollte man sich selbst zunicken, sich anlächeln und das eigene Leben so wie es ist gutheißen.

WARNHINWEISE

Taigawurzel nicht länger als 3 Monate und nicht bei Bluthochdruck verwenden.

Sonnenhut nicht länger als 4 Wochen kontinuierlich anwenden, da es das Abwehrsystem dann wieder abbauen kann. Allergiker Vorsicht! Nicht bei Leukämie, Autoimmunerkrankungen, Multiple Sklerose, HIV-Infektionen und chronischen Viruserkrankungen anwenden. Nicht in der Schwangerschaft einnehmen.

Alkoholische Tinkturen sind für Kinder ungeeignet!

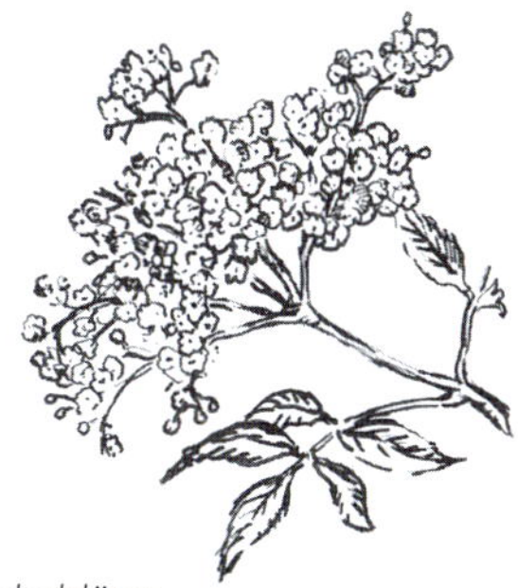

Holunderblüten

MENSTRUATION

SYMPTOME

Eine schmerzhafte Menstruation wird auch Dysmenorrhö genannt. Bei Einsetzen der Monatsblutung treten kolikartige oder wehenartige Schmerzen auf, welche auch zu den Oberschenkeln, Bauch oder in den Rücken ausstrahlen können. Diese Schmerzen vergehen meistens nach 2–3 Tagen.

Die Intensität der Menstruationsbeschwerden ist oft familiär veranlagt und hängt stark von dem allgemeinen Wohlbefinden, dem Körpergewicht und der Ernährung der Frau ab. Menstruationsbeschwerden verbessern sich nach der Geburt eines Kindes oft schlagartig. Der Grund dafür ist noch nicht vollständig erforscht worden. Man nimmt an, dass die Schmerzen mit der Form des Uterus zusammenhängen, soweit nicht andere organische Erkrankungen, wie z.B. Endometriose, Myome oder Fehlbildungen des Uterus vorliegen.

HEILKRÄUTER ALS TEES

› Schafgarbentee (Millefolii herba) wirkt krampflösend und schmerzlindernd im kleinen Becken
› Gänsefingerkraut (Potentilla anserina), wirkt spasmolytisch
› Frauenmantelkraut (Alchemillae herba) wird volksheilkundlich gegen Regelschmerzen und Wechselbeschwerden eingesetzt

Anwendung: Einzeln oder zu gleichen Teilen gemischt verwenden. 1 Teelöffel pro Tasse mit heißem Wasser überbrühen, 10 Minuten ziehen lassen, abseihen und 3–4 Tassen täglich warm trinken.

NATURHEILMITTEL ÄUSSERLICH

Sitzbäder mit Schafgarbenkraut und Blüten: Zwei Hände voll Schafgarbenkraut und Blüten mit ca. einem Liter Wasser überbrühen, 10 Minuten ziehen lassen, filtrieren und in der Badewanne mit so viel warmem Wasser verdünnen, dass man ein angenehmes Sitzbad nehmen kann.

Trockene Wärmeanwendungen: Durch Kirschkernkissen oder Wärmeflasche auf dem Bauch. Das entspannt die Muskulatur und fördert die Durchblutung.

WARNHINWEISE

Bei starken Unterleibsschmerzen, die ungewöhnlich sind und auch nach der Blutung nicht vergehen, Gynäkologin zu Rate ziehen.

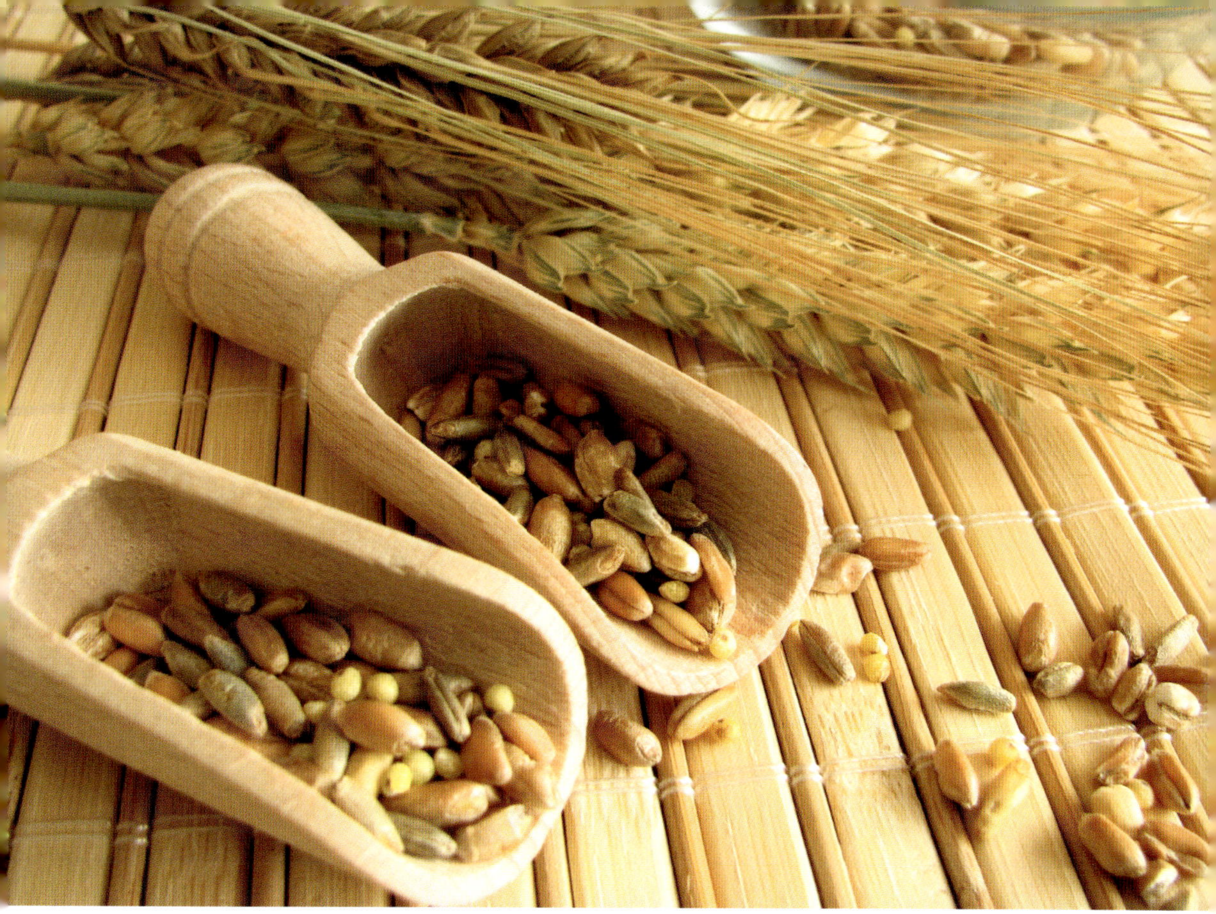

Vollkorn

HOMÖOPATHISCHE GLOBULI

Es empfielt sich ein konstitutionelles Mittel beim Homöopathen auszusuchen, aber zur Entlastung können folgende Globuli hilfreich sein:

› Colocynthis D6 (Koloquinte), bei krampfhaften Bauchschmerzen, die auf den Oberschenkel ausstrahlen, durch Vorbeugen und Druck kann Besserung eintreten.
› Viburnus opuli D6 (Schneeball), Schmerzen im Beckenbereich, Unwohlsein, Herabdrängen des unteren Bauches, Übelkeit
› Belladonna D6 (Tollkirsche), Bauchschmerzen, die durch Rückwärtsbeugen gebessert werden, Hitze, Herunterdrängen des Uterus
› Caulophyllum D4 (Blauer Hahnenfuß), wehenartige Schmerzen ohne Richtung, überallhin ausstrahlend, starke krampfartige Schmerzen

TIPP

Vermeiden Sie bewusst zu salzhaltige Speisen in der zweiten Zyklushälfte wie z. B. Wurst und Käse und salzen Sie bewusst das Essen weniger, um die Wasseranreicherung im Gewebe zu vermindern.

Regelmäßige Bewegung ist hilfreich, es fördert die Durchblutung.

Anwendung: Stündlich 5–10 Globuli unter der Zunge zergehen lassen bis Besserung eintritt.

SCHÜSSLER-SALZE

› Magnesium phosphoricum D6, wirkt krampflösend, entspannend und schmerzlindernd

Anwendung: Ab der zweiten Zyklushälfte, also vom ca. 14. Tag ab Beginn der letzten Blutung nimmt man vorbeugend 2 Tabletten 3 × täglich vor den Mahlzeiten ein.
Bei Auftreten der Schmerzen nimmt man 10 Tabletten, löst diese in einer Tasse voll heißem Wasser auf und nimmt kleine Schlucke oder löffelt sie langsam und so heiß wie möglich.

ERNÄHRUNG UND WOHLBEFINDEN

Während der Regelblutung empfiehlt es sich auf eisenhaltige Speisen besonders zu achten. Vollkornprodukte aus kontrolliert biologischem Anbau sind mineralstoffreicher als Weißmehl und konservierte Lebensmittel. Ein Beispiel sei das Weizenmehl. Im Vergleich zu 1 kg Weißmehl, das nur 7,5 mg Eisen enthält, finden wir in 1 kg Vollkornmehl 44 mg!
Auch Hirse ist eine gute Eisenquelle. Zitrone enthält viel Vitamin C, das die Eisenaufnahme dadurch erhöht, dass es das Eisen chemisch reduziert und so für den Körper besser zugänglich macht.
Ein letzter Gedanke aber gilt unserem Blut, das durch die Regelblutung auf unsere Fruchtbarkeit und auf das schöpferische Potential in uns hinweist und den sonst negativen und erschreckenden Anblick des Blutes in einen positiven und lebesbejahenden Wert umwandelt.

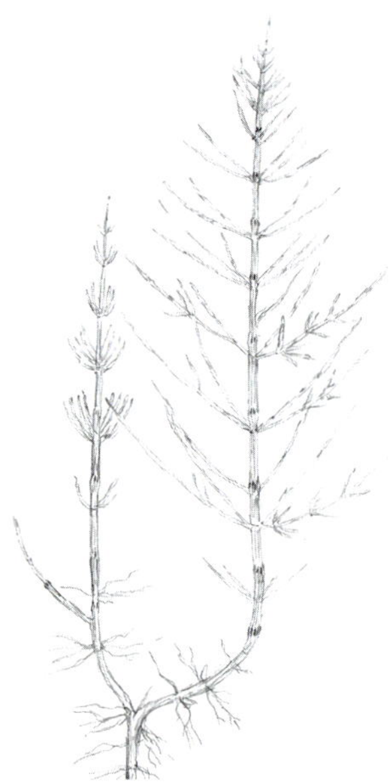

Zinnkraut

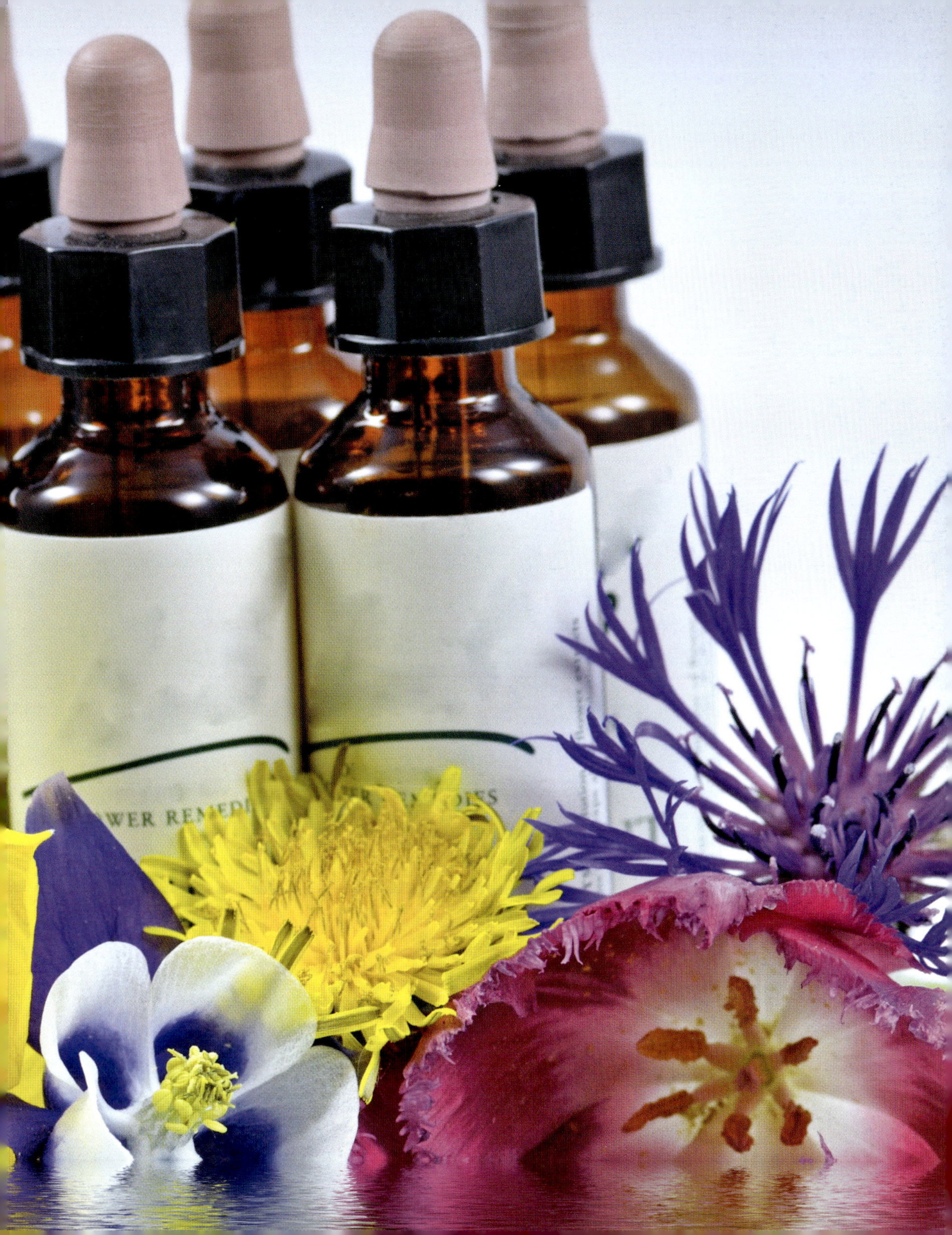

NEURODERMITIS

SYMPTOME

Neurodermitis, auch atopisches Ekzem genannt, ist eine erblich veranlagte, chronische Hauterkrankung, bei der es zu Entzündung, Abschuppung der Haut (Ekzem) und starkem Juckreiz kommt. Die Ursachen sind bis heute nicht vollständig geklärt. Umweltfaktoren wie Ernährung oder Klima und psychische Faktoren können den Krankheitsverlauf beeinflussen, sind aber nicht die Auslöser.

TIPP

Gehen Sie mit Ihrem Kind um als ob es gesund wäre, wenn es um Erziehung geht. Halten Sie die Grenzen ein, die Sie sich vorgenommen haben und lassen Sie es seinem Alter gemäß für sich verantwortlich sein.

Versuchen Sie nicht unbedingt die Ursache herauszufinden, wenn sich diese Suche als schwierig gestaltet und längere Zeit ohne Erfolg bleibt.

Sei es die Ernährung, sowie Kleidung und Hygienemaßnahmen verbessern lediglich das Erscheinungsbild, löschen es aber meistens nicht aus.

Lassen Sie sich von einem homöopathisch praktizierenden Arzt über Konstitutionsmittel und Hochpotenzen in Bezug auf Neurodermitis beraten.

HEILKRÄUTER ÄUSSERLICH

Bewährte Teemischung für Waschungen – ab 0 Jahren

› Käsepappelkraut (Malvae folium) wirkt juckreizlindernd
› Eibischwurzel (Althaeae radix) wirkt juckreizlindernd, immunstimulierend
› Eichenrinde (Quercus radix) wirkt zusammenziehend, leicht anästhetisierend auf der Hautoberfläche, juckreizlindernd
› Stiefmütterchen (Viola tricolor) wirkt antiviral, entzündungshemmend, juckreizlindernd
› Walnussblätter (Juglandis folium) wirken zusammenziehend, entzündungshemmend und leicht anästhetisierend auf der Hautoberfläche
› Zinnkraut (Equiseti herba) regt den Stoffwechsel der Haut an; jeweils 10 g von jedem Heilkraut mischen.

Anwendung: Eine Hand voll Heilkräutermischung mit ca. 500 ml heißem Wasser übergießen, 10 Minuten warten und filtrieren. Ein Baumwolltuch darin tränken und auf die betroffenen Stellen einige Minuten lang auflegen oder damit abtupfen. Jeden Morgen und auch abends wiederholen.

HOMÖOPATHISCHE GLOBULI

› Graphites D6 (Reißblei) wirkt bei trockenem und nässendem Ekzem. Die Haut ist trocken, rissig, schuppig
› Sulfur D30 (Schwefel), bei Ekzem und Asthma, gegen Juckreiz, der besonders nachts eintritt, empfindlich gegen Wasser, chronisches (immer wiederkehrendes) Ekzem, fördert die Ausscheidung
› Viola tricolor D6 (Stiefmütterchen), Ekzem im Gesicht, an den Ohren und auf der Kopfhaut , starkes nächtliches Jucken, Krusten auf der Haut
› Rumex crispus D6 (Krauser Ampfer) schon der Kontakt der Haut mit der Luft löst den Juckreiz aus
› Eigenblut C5 (das eigene Blut), C7, C9, C12, C15 bis zur C30

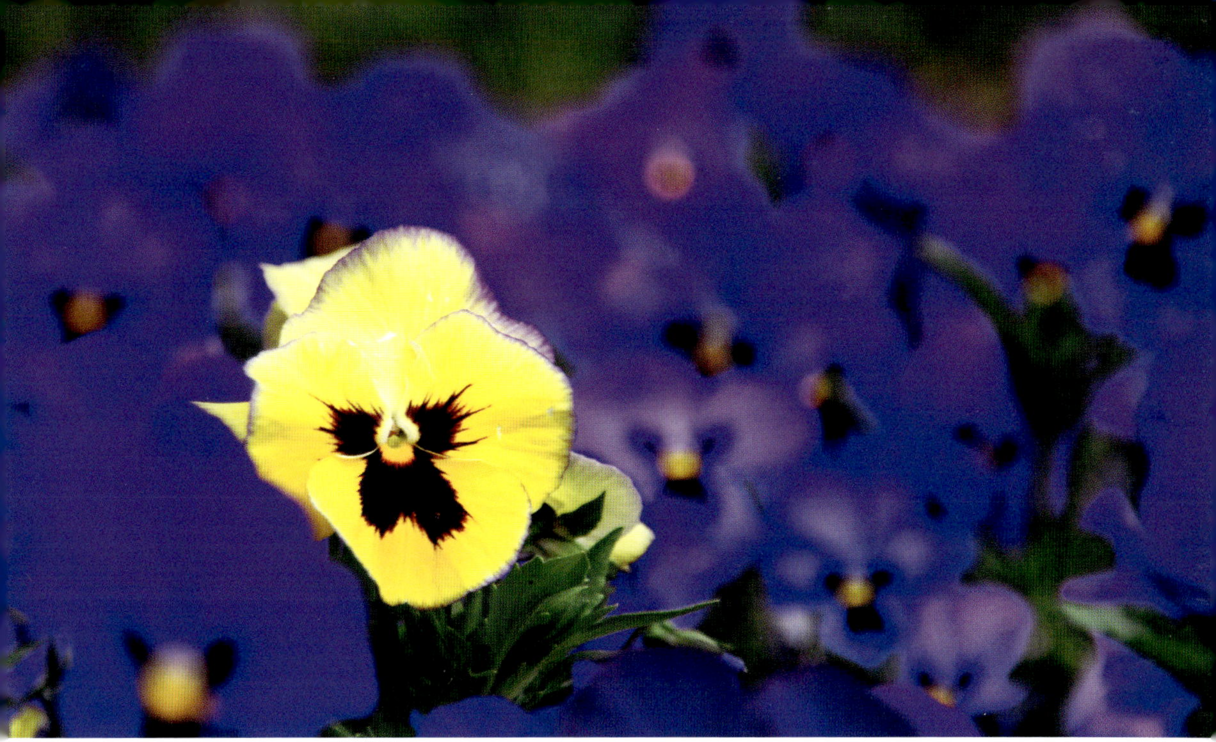

Stiefmütterchen

Anwendung: Die D6-Potenzen können öfters am Tag, auch stündlich eingenommen werden, bis die Symptome abklingen, immer 5–10 Globuli. Die D30-Potenzen hingegen nimmt man höchstens 2 × täglich, jeweils 5–10 Globuli, am darauffolgenden Tag noch einmal 5–10 Globuli verabreichen.

Achtung: Bei Sulfur können Erstreaktionen auftreten. Man kann daher auch die LM6 oder LM12-Potenzierung wählen. Ansonsten 5–10 Globuli Sulfur D30 in einem Glas Wasser auflösen und immer wieder einen Schluck davon im Laufe des Tages trinken.
Eigenblut 2 × pro Woche 5 Tropfen einnehmen, nach 6 Wochen die Potenz steigern. Man steigert zuerst in Zweierschritten die Potenz bis zur C12, dann in Dreierschritten bis zur C30 (siehe Allergien, S. 11). Also zuerst C5, dann C7, C9, C12 usw.

SCHÜSSLER-SALZE

- Magnesium phosphoricum D6 lindert den Juckreiz
- Calcium phosphoricum D6 fördert den Stoffwechsel der Zellen, regt den Lymphfluss an

WARNHINWEISE

Neurodermitisch veränderte Haut neigt zu Infektionen, da der natürliche Schutz unterbrochen ist. Bei starker Verschlechterung und Ausbreitung der betroffenen Hautstellen muss ärztlicher Rat hinzugezogen werden.

Sollten Sie Diätmaßnahmen ergreifen wollen, holen Sie fachmännischen Rat ein. Lebensmittel, wie Milchprodukte und Weizenprodukte können zwar ersetzt werden, aber man muss sich ausreichend informieren um nicht einer Mangelernährung entgegenzusteuern.

› Kalium sulfuricum D6 hilft zu entgiften und ist beim Stoffwechsel des Organismus beteiligt

Anwendung: Morgens 2 Tabletten Magnesium phosphoricum D6 (kann auch als Salbe öfters am Tag verwendet werden), mittags 2 Tabletten Calcium phosphoricum D6 (auch als Salbe), abends 2 Tabletten Kalium sulfuricum D6. Kinder nehmen 1 Tablette, wie oben.

ERNÄHRUNG UND WOHLBEFINDEN

Baumwollunterwäsche aus ungefärbter Biobaumwolle mit langen Ärmeln verhindert den Kontakt der Haut mit der Luft, der oft Juckreiz auslöst. Es gibt auch Ökobaumwollbodys für Babys im Handel, mit langen Ärmeln, geeignet, wenn die betroffenen Stellen an den Armen oder Schultern auftreten, denn Baumwolle ist nicht allergen und es wird auch verhindert, dass das Kind sich zu sehr kratzt.

Lindernd wirken auch Thermalkuren und ein Meeresaufenthalt, denn die Kombination Sonne, Salzwasser, Meeresluft und Vergnügen kann kleine Wunder bewirken.

Ersetzen Sie über einige Monate hinweg Weizenprodukte mit Dinkel, Kamut oder Mais und Kuhmilchprodukte mit Schaf-, Ziegen- oder Reismilch. Bei Säuglingen und Kleinkindern aber bitte die Ernährung unbedingt mit dem Kinderarzt absprechen. Die unterlassenen Lebensmittel anschließend langsam wieder einführen.

Bei unaufhörlichem Juckreiz kann man es mit den oben genannten Waschungen probieren, aber auch eine achtsame Massage ohne Creme, einfach zum Entspannen, kann ganz schnell helfen. Da wird eben auch die gesunde Haut liebevoll berührt und beachtet und nicht immer nur die „kranken Stellen" behandelt. Kuscheln Sie abends mit Ihrem Kind noch ein bisschen vor dem Schlafengehen, auch ein positives Hautgefühl ist möglich!

Abgrenzung und Verschmelzung mit der Welt und den Mitmenschen können Themen sein, über die man sich tiefere Gedanken machen sollte, denn unsere Haut ist das verbindende oder abgrenzende Element dazwischen.

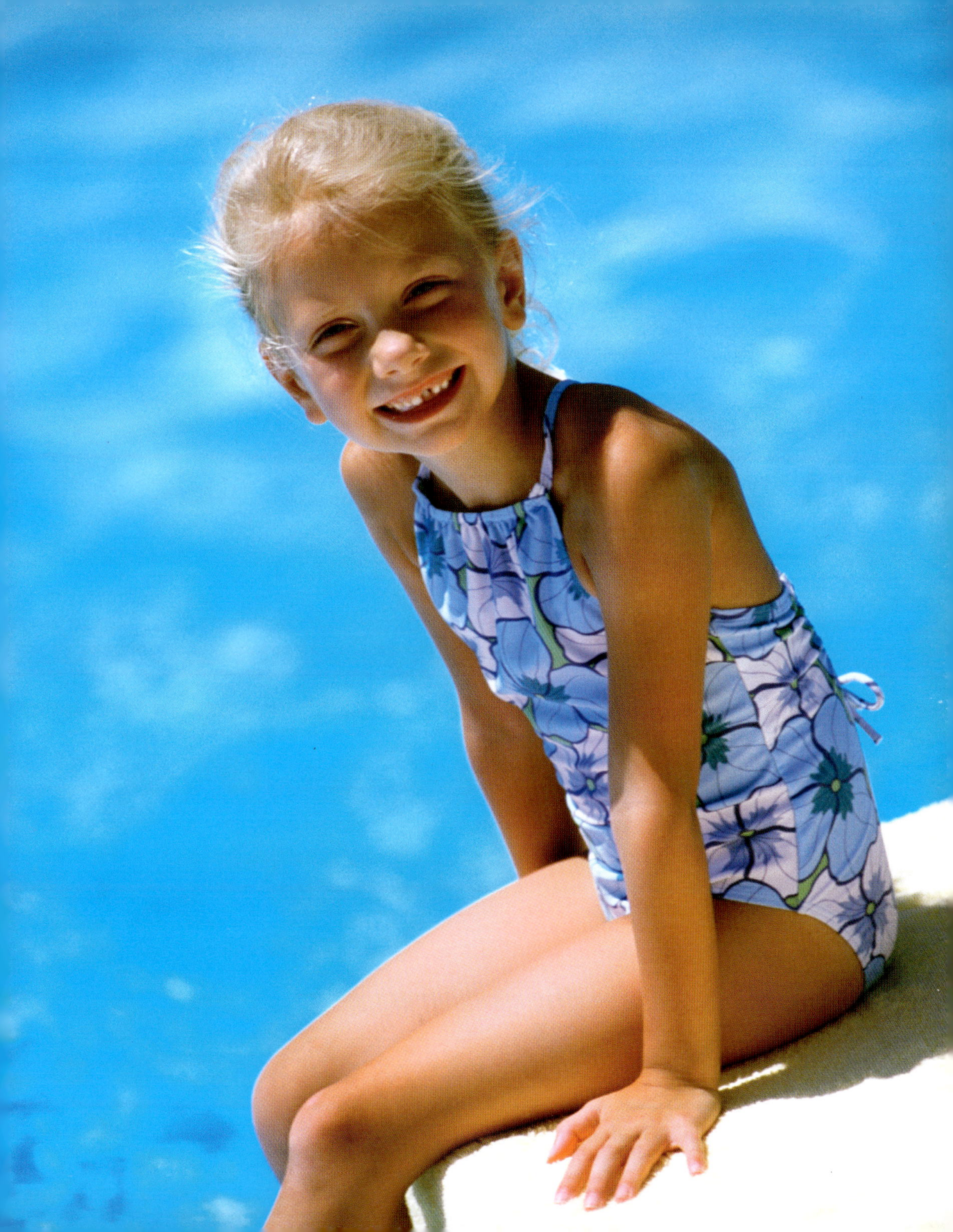

OHRENSCHMERZEN

SYMPTOME

Ohrenschmerzen sind meistens der Hinweis eines Infektes und einer Entzündung im Ohr. Die Krankheitserreger können Viren oder Bakterien sein. Die Schmerzen sind pulsierend oder stechend und können von vorübergehender Schwerhörigkeit und Ausfluss aus dem Gehörgang begleitet sein. Bei einer akuten Mittelohrentzündung sind Schmerzen des Trommelfells, manchmal Fieber und verschlechtertes Allgemeinbefinden die häufigsten Symptome.
Bei großen Druckunterschieden z. B. beim Tauchen, Seilbahnfahren oder Fliegen können ebenfalls Ohrenschmerzen auftreten. Das geschieht, wenn das Trommelfell dem Druckausgleich nicht mehr nachkommt. Diese Beschwerden sind aber vorübergehend und nicht von Fieber begleitet.
Kinder können den Schmerz im Ohr oft nicht lokalisieren und klagen häufig über Bauchschmerzen, auch wenn sie eine Mittelohrentzündung haben. Appetitlosigkeit, unruhiges Verhalten und wiederholtes Berühren des schmerzenden Ohres sind weitere Symptome bei Kindern.

NATURHEILMITTEL ÄUSSERLICH

› Warme Zwiebelwickel – ab 0 Jahren

Anwendung: Eine halbe Zwiebel in Scheiben schneiden, leicht erwärmen und in ein Leinentuch wickeln. Auf das schmerzende Ohr auflegen oder beim Einschlafen das Ohr auf den Wickel darauflegen.

HOMÖOPATHISCHE GLOBULI

› Belladonna D6 (Tollkirsche), bei hämmernden Schmerzen, Innenohr gerötet und geschwollen
› Plantago D12 (Spitzwegerich), bei Ohrenschmerzen, geräuschempfindlich
› Mercurius solubilis D12 (Quecksilber), Mittelohrentzündung, mit eitrigem Ausfluss (zum Arzt!)
› Quarz Kailash C30 (Quarzgestein vom Kailashberg), bei immer wiederkehrenden Infekten der oberen Atemwege und Ohren

Anwendung: Niedere Potenzen bis D12, 5–10 Globuli auch stündlich im Mund zergehen lassen bis Besserung eintritt, dann nur mehr bei erneuter Verschlechterung bzw. bei Nachlassen der Heilbewegung; Quarz Kailash C30, 5–10 Globuli in einem Glas Wasser auflösen und schluckweise trinken bis die Symptome nachlassen, nur wiederholen wenn erneut Verschlechterung eintritt. Man nimmt auch vorbeugend an zwei Wochentagen (z. B. Montag und Freitag) 5–10 Globuli 1 × am Tag für 1–2 Monate ein.

SCHÜSSLER-SALZE

› Ferrum phosphoricum D12, im ersten Entzündungsstadium
› Magnesium phosphoricum D6, bei pulsierenden Schmerzen
› Kalium chloratum D6, bei Ohrenkatharr

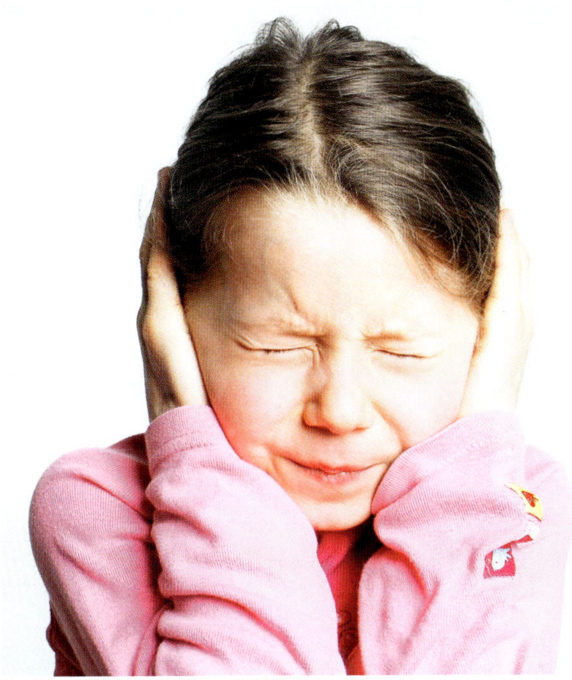

WARNHINWEISE

Bei sehr starken Schmerzen, blutigem oder eitrigem Ausfluss aus dem Ohr, zum Arzt gehen.

Bei länger als 3 Tage andauernden Beschwerden, ärztlichen Rat einholen.

Anwendung: Ferrum phosphoricum und Magnesium phosphoricum im Wechsel jede viertel bis halbe Stunde lutschen bis Besserung eintritt.

ERNÄHRUNG UND WOHLBEFINDEN

Ohrenentzündungen werden bei Kindern häufiger beobachtet als bei Erwachsenen. Ein Grund dafür liegt in einer noch kurzen und weiten Ohrtrompete (Verbindung des Mittelohrs mit dem Mund-Rachenraum) im Verhältnis zum Erwachsenen. Die Krankheitserreger haben einen kürzeren Weg von der verschnupften Nase in das Mittelohr. Die nicht gereinigte, verstopfte Nase ist eine der Hauptursachen für Mittelohrentzündung! Kinder, die ihr Milchfläschchen im Liegen trinken, bieten Bakterien – durch die in den Mund und Rachenraum einfließende süße Milch – ein optimales Terrain. Bakterien finden dort alles was sie brauchen: Wärme, Nährstoffe und Feuchtigkeit. Verabreichen Sie das Fläschchen nicht im Liegen!

TIPP

Eine warme Kopfbedeckung im Winter sorgt für gleichmäßige Wärme.

Bei Schnupfen den Katarrh aus der Nase regelmäßig entfernen, damit er nicht zum Terrain für weitere Krankheitserreger wird, die zum Ohr übergreifen können.

Beim Schwimmen wasserdichte Ohrenstöpsel verwenden.

Häufig Speichel hinunterschlucken oder ein Bonbon lutschen während des Startens oder Landens des Flugzeugs oder bei der Seilbahnfahrt.

SCHLAFSTÖRUNGEN & NERVOSITÄT

SYMPTOME

Schlafstörungen können in jedem Alter auftreten und sind meistens eine Folge von psychischer Belastung, sofern keine anderen krankhaften Ursachen wie z.B. Fieber, Schmerzen, Juckreiz, Herzerkrankungen vorhanden sind. Sie können auch auf eine beginnende Depression hinweisen. Man unterscheidet zwischen der Einschlafstörung, wenn bis zum Einschlafen mehr als eine halbe Stunde vergeht und der Durchschlafstörung, wenn ein vorzeitiges Erwachen vor einer 6-stündigen Schlafzeit erfolgt. Bei Kindern spielen oft auch Angst vor der Dunkelheit und Alpträume eine Rolle. Ein unharmonisches familiäres Umfeld, ungeeignete Schlafrituale und lärmbelastete Schlafplätze sind weitere häufige Ursachen von Schlafstörungen.

HEILKRÄUTER ALS TEES

› Baldrianwurzel (Valerianae radix) wirkt beruhigend und entspannt die Muskulatur, verkürzt die Einschlafzeit – ab 12 Jahren
› Hopfenzapfen (Lupuli strobulus) wirken sedativ und schlaffördernd – ab 6 Jahren
› Johanniskraut (Hyperici herba), mild antidepressiv – ab 2 Jahren

Anwendung: Ein Teelöffel pro Tasse mit kochendem Wasser überbrühen, 10 Minuten ziehen lassen und abseihen. Mindestens eine halbe Stunde vor dem Schlafengehen trinken. Johanniskrauttee sollte für mindestens 2–3 Monate getrunken werden.

Teemischung
› 40 g Baldrianwurzel
› 30 g Hopfenzapfen
› 30 g Melissenblätter

Anwendung: Ein Esslöffel pro Tasse mit kochendem Wasser überbrühen, 10 Minuten stehen lassen und abseihen. Mindestens eine halbe Stunde vor dem Schlafengehen trinken; Johanniskraut, Melisse und Baldrian können auch in Form von Trockenextrakt eingenommen werden.

HEILKRÄUTER ALS ÄTHERISCHES ÖL

› Lavendelblütenöl, 1–4 Tropfen auf ein Stück Zucker träufeln und vor dem Schlafengehen einnehmen – ab 12 Jahren

HEILKRÄUTER ÄUSSERLICH

› Hopfen-Lavendelkissen. Die Wirkstoffe der Hopfenzapfen sind flüchtig, d. h. sie treten als „Duftstoffe" besonders aus

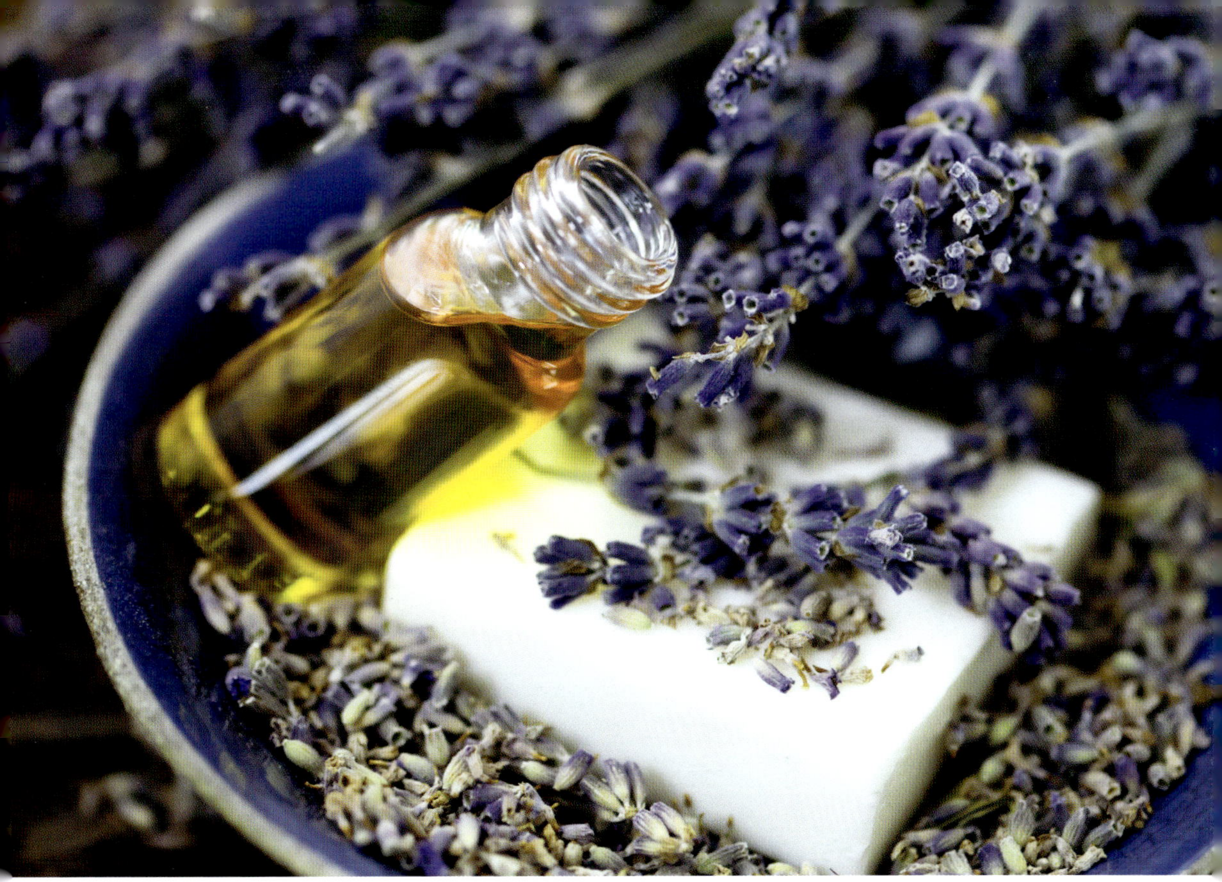

Lavendelblüten

dem gelagerten Hopfen heraus, werden eingeatmet und können so schlaffördernd wirken. Auch Lavendelblüten sind beruhigend – ab 0 Jahren

Anwendung: Hopfenzapfen und Lavendelblüten werden in ein Kissen gefüllt und in die Wiege oder neben das Kopfkissen gelegt. Der Hopfen sollte alle 6 Tage erneuert werden.

HOMÖOPATHISCHE GLOBULI

- Zincum valerianicum D6 (Zinkisovalerianat), gegen nervöse Schlaflosigkeit, Unruhe in den Beinen, Tagesschläfrigkeit
- Strammonium D30 (Stechapfel), nächtliches Aufschrecken, setzt sich im Bett auf, ist aber nicht wirklich wach, Alpträume, Furcht vor der Dunkelheit
- Lac humanum D30 (Frauenmilch), kein erholsamer Schlaf, häufiges Erwachen

TIPP

Johanniskraut ist auch für Kinder geeignet.

Vermeiden Sie es vor dem Fernseher einzuschlafen.

Möglichst immer zur gleichen Zeit zu Bett gehen und diesen Vorgang mit einem Ritual begleiten z. B. 10 Minuten lesen oder Radio hören.

WARNHINWEISE

Bei der Einnahme von Johanniskraut als Trockenextrakt kann die Haut sehr lichtempfindlich werden. Es empfiehlt sich eine Sonnencreme mit hohem Schutzfaktor zu verwenden und das Sonnenlicht bzw. das UV-Licht zu meiden, um Sonnenbrand vorzubeugen.

Die Einnahme von Johanniskraut als Trockenextrakt kann die Wirksamkeit von Arzneimitteln beeinträchtigen. Dies gilt zum Beispiel für Hormonpräparate zur Empfängnisverhütung, blutverdünnende Medikamente, Antidepressiva. Fragen Sie bitte Ihren Arzt oder Apotheker um Rat bevor Sie Johanniskrautpräparate einnehmen.

- Coffea cruda D6 (Kaffee), bei hellwachem Gedankenfluss, Herzklopfen, Überempfindlichkeit der Sinne besonders geräuschempfindlich, nervöse Schlaflosigkeit
- Chamomilla D30 (Echte Kamille) wird auch das "Opium der Homöopathie" genannt, bei Gereiztheit, Unruhe, Zahnung, Kinder wollen herumgetragen werden, schläfrig, aber schlaflos

Anwendung: Von den D6-Potenzen viertel- bis halbstündlich 5–10 Globuli einnehmen bis die gewünschte Reaktion eintritt, von den D30-Potenzen hingegen nur einmal 5–10 Globuli im Mund zergehen lassen, bei unveränderten Symptomen nach einer Stunde erneut wiederholen, dann abwarten.

SCHÜSSLER-SALZE

- Magnesium phosphoricum D6, zur Entspannung der Muskulatur und der Nerven
- Kalium phosphoricum D6, wenn nach 4 Tagen keine Besserung durch Magnesium phosphoricum zu vermerken ist
- Silicea D12, bei Schlaflosigkeit von älteren Personen
- Natrium sulfuricum D6, bei Einschlaf- und Durchschlafstörungen

Anwendung: Von Magnesium phosphoricum und Kalium phosphoricum jeweils 5 Tabletten in heißes Wasser geben und vor dem Zubettgehen so heiß wie möglich schluckweise trinken. Von den anderen Salzen immer 2 Tabletten vor dem Schlafengehen lutschen.

ERNÄHRUNG UND WOHLBEFINDEN

Rituale vor dem Schlafengehen sind besonders für Kinder sehr wichtig. Eine Gutenachtgeschichte mit einfachem, nicht aufreibendem Inhalt eignet sich gut und die Wirkung sehen wir oft schon bei den Eltern, die nach dem „es war einmal" zu Gähnen beginnen. Kinder sollten aber ab dem Säuglingsalter nicht mit „Händchenhalten" oder ähnlichen Ritualen einschlafen, da dies meistens zu einer erheblichen Belastung für die

ganze Familie führt. Man ist nicht mehr frei am Abend für sich selbst, wird unersetzlich und schläft zu guter Letzt selbst neben dem Kind ein ... viel zu früh! Schaffen Sie eine angenehme Atmosphäre im Schlafzimmer, eine nette Bettwäsche oder ein Kuscheltier, eine gedämpfte Lichtquelle wie zum Beispiel eine Salzlampe und ein geeignetes Kinderbett, woraus die Kinder auch selber wieder heraussteigen können, damit sie nicht das Gefühl haben im Bett eingesperrt zu sein. Niemand schläft gerne ein, wo er sich im Dunkeln gefangen fühlt.
Nach dem leichten Abendessen darf nicht mehr herumgetollt werden! Besser ein Buch lesen oder noch über den vergangenen Tag plaudern und ihn auch so verarbeiten. Bei Kleinkindern kann ein warmes Bad entspannen und Körperkontakt das Loslassen vor dem Einschlafen im eigenen Bett helfen.

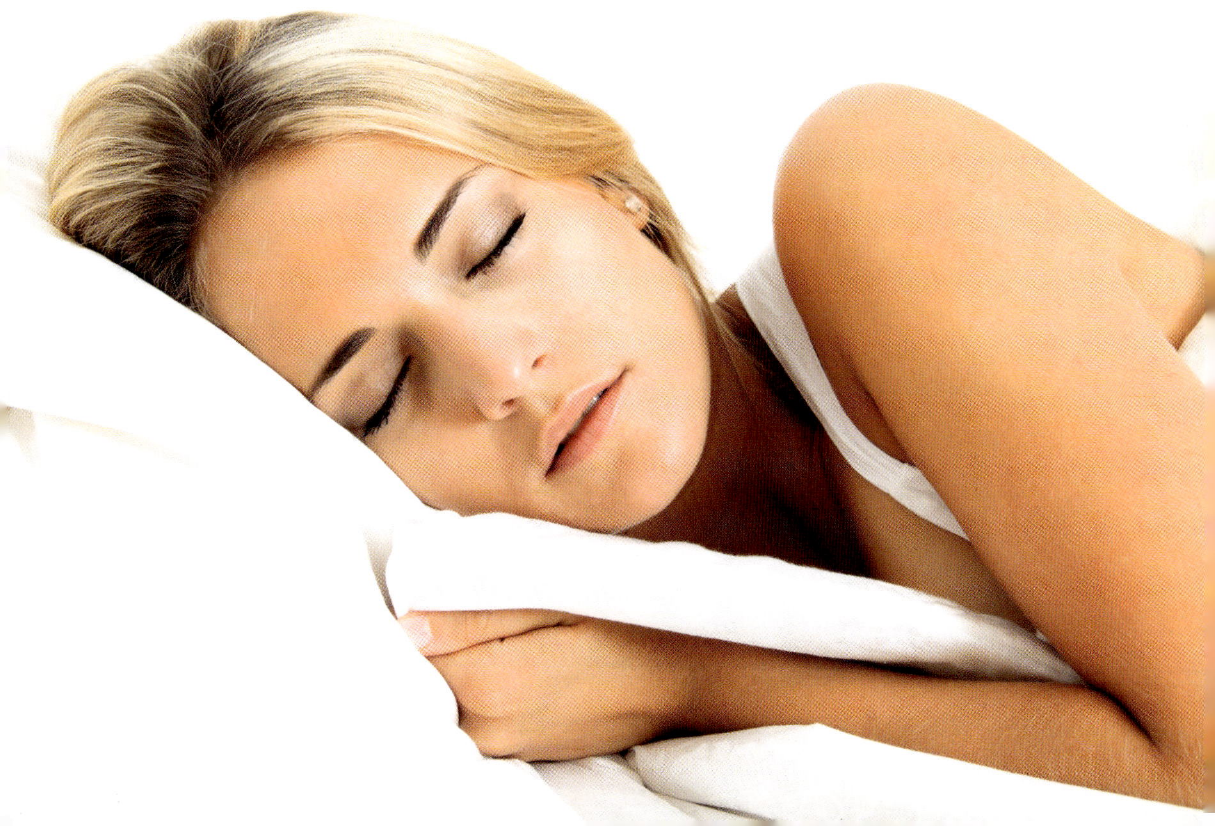

SCHNUPFEN

SYMPTOME

Die Nase rinnt, häufiges Niesen, Augen tränen, alle Symptome halten an, es kann zu einer Verstopfung der Nase im Wechsel mit starker Schleimabsonderung kommen. Selten leichte Temperaturerhöhung, Zerschlagenheitsgefühl, Geschmacks- und Geruchsbeeinträchtigung, die Sekrete sind durchsichtig bis weiß im Anfangsstadium, dann gelblich im weiteren Verlauf. Die Ursache sind Bakterien oder Viren. Ansteckend!

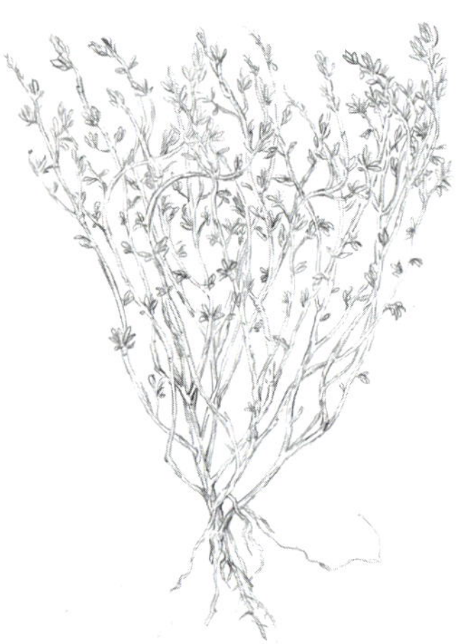

Thymiankraut

HEILKRÄUTER ALS TEES

› Holunderblüten wirken entzündungshemmend – ab 2 Jahren
› Lindenblüten fördern die Sekretion, sind reizlindernd und schweißtreibend – ab 2 Jahren
› Thymiankraut wirkt antiviral, antibakteriell und entzündungshemmend – ab 2 Jahren

Teemischung
› 15 g Holunderblüten
› 15 g Lindenblüten
› 10 g Pfefferminzblätter
› 10 g Thymiankraut

Anwendung: Einen Teelöffel pro Tasse mit heißem Wasser überbrühen, zudecken, nach 5 Minuten abseihen und eventuell mit Honig süßen. Mehrmals täglich trinken. Kinder jeweils einen halben Teelöffel pro Tasse trinken.

HEILKRÄUTER ÄUSSERLICH

› Latschenkieferöl (Oleum pini pumilionis), Eukalyptusöl, Pfefferminzöl zur Inhalation – ab 12 Jahren
› Kamillenblüten und Kochsalz zur Inhalation – ab 6 Jahren

Anwendung: 5–10 Tropfen ätherisches Öl in eine Schüssel mit heißem Wasser träufeln und die Dämpfe einatmen, indem man ein Handtuch über Kopf und Schüssel legt oder indem man durch einen umgekehrten Trichter direkt in Mund oder Nase inhaliert. Morgens und abends (nicht für Säuglinge und Kleinkinder).

Oder: Eine Hand voll Kamillenblüten und eine Hand voll Kochsalz in eine Schüssel geben, mit heißem Wasser übergießen und wie oben inhalieren.

HOMÖOPATHISCHE GLOBULI

- Aconitum D30 (Sturmhut), alle Symptome treten plötzlich und heftig auf, kann als erstes Mittel gegeben werden, gefolgt von anderen, niederer potenzierten Mitteln in D6.
- Sambucus nigra D6 (Holunder), bei Säuglingsschnupfen, Nase verstopft oder weißer Schleim
- Luffa D6 (mittelamerikanischer Kürbis), bei verstopfter, trockener Nase, die abwechselnd wieder rinnt, mit durchsichtigem Sekret
- Cepa D6 (Zwiebel), bei Fließschnupfen, wunden Nasenschleimhäuten, leichtem Tränenfluss

Anwendung: Niedere Potenzen bis D6, 5–10 Globuli auch stündlich im Mund zergehen lassen bis Besserung eintritt, dann nur mehr bei erneuter Verschlechterung bzw. bei Nachlassen der Heilbewegung.
Aconitum D30, 5–10 Globuli in einem Glas Wasser auflösen, und schluckweise trinken bis die Symptome nachlassen, nur wiederholen wenn erneut Verschlechterung eintritt.

Latschenkiefer

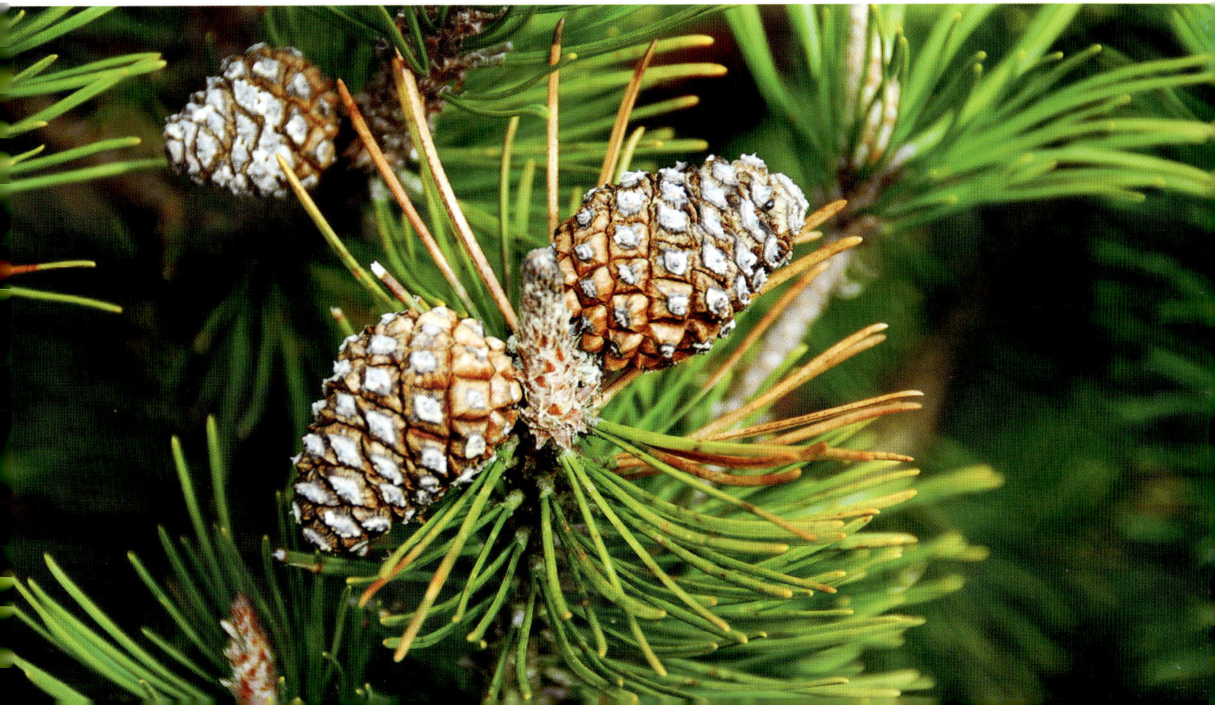

WARNHINWEISE

Bei unklaren Symptomen, die sich verschlechtern, bei hohem Fieber und länger als eine Woche andauernden, gleichbleibenden Beschwerden, starken Kopfschmerzen und Atemnot, fachkundigen Rat beim Arzt einholen.

Die oben genannten ätherischen Öle sind für Kinder unter dem vierten Lebensjahr nicht geeignet (es besteht die Gefahr der Erstickung!)

Bei länger anhaltendem Geschmacks- oder Geruchsverlust umgehend den Arzt benachrichtigen.

SCHÜSSLER-SALZE

› Ferrum Phosphoricum D12, erstes Stadium, Schleimhäute gerötet, schmerzhaft, Gesicht gerötet, Zunge rein, leicht gerötet. Ein beginnender Schnupfen kann oft noch damit abgewehrt werden
› Kalium chloratum D6, zweites Stadium, weiße Absonderungen, Blässe im Gesicht, Zunge weiß belegt
› Kalium sulfuricum D6, drittes Stadium, der akute Zustand ist bereits vorüber, die Nase ist aber noch zu und wirft dicken gelben Schleim aus, Gesicht gelblich, mit bräunlichen Flecken, Zunge gelblich, mit Schleim belegt

Anwendung: Ferrum phosphoricum D12, 1 Tablette alle viertel bis halbe Stunde lutschen, Kinder ebenso.
Kalium chloratum D6, 2 Tabletten, 6–10 × täglich je nach Beschwerden lutschen, Kinder ½ Tablette stündlich.
Kalium sulfuricum D6, 2 Tabletten 3 × täglich, Kinder 1 Tablette 3 × täglich.

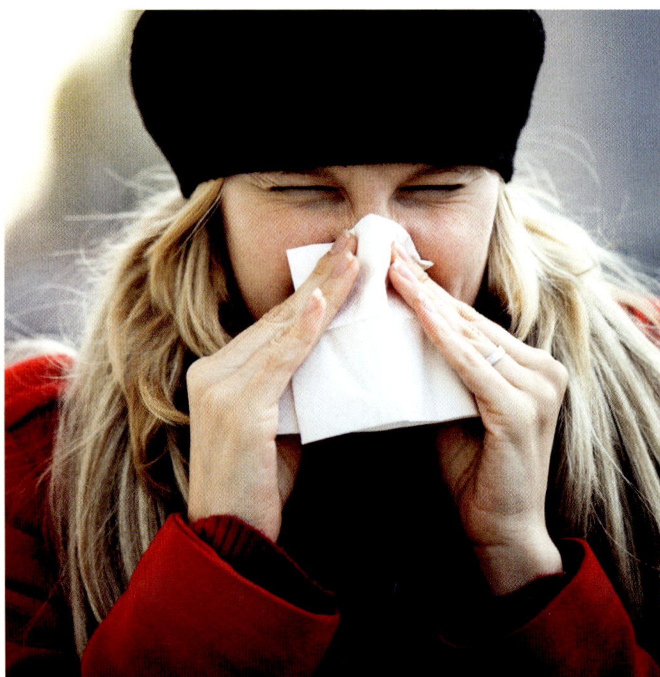

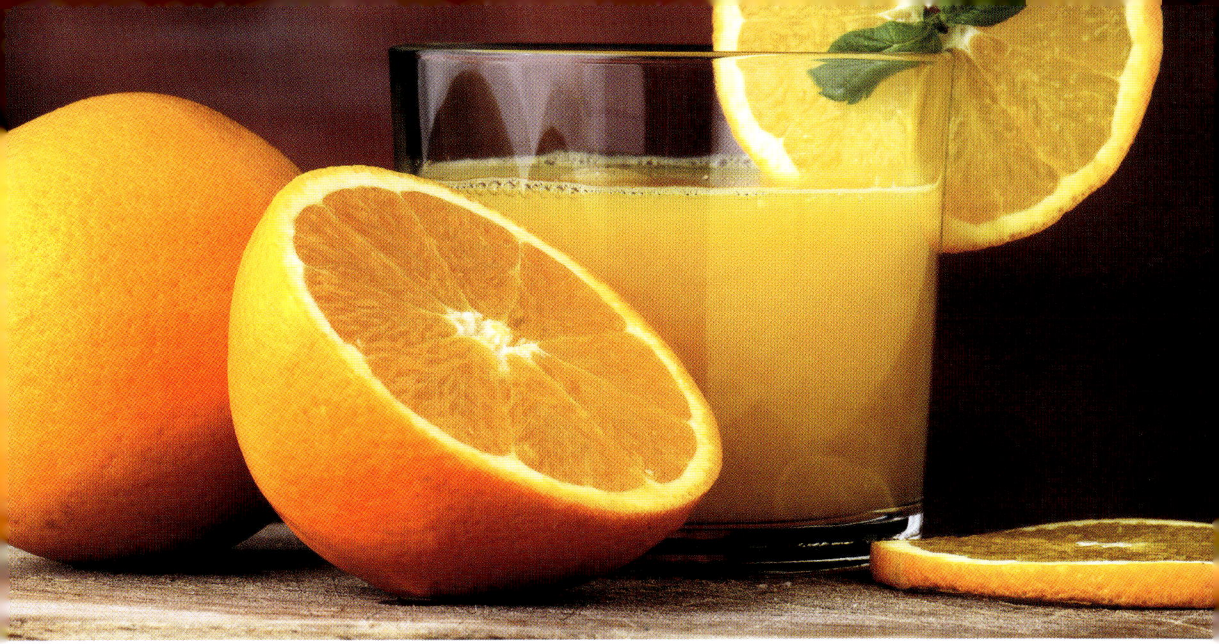

ERNÄHRUNG UND WOHLBEFINDEN

Dass Kinder übrigens ca. 6- bis 8-mal im Jahr krank werden ist völlig normal. Sie müssen gerade ihr Immunsystem aufbauen und das geschieht im Kontakt mit Krankheitserregern wie Bakterien und Viren. Das Immunsystem übt sozusagen.
Auch hier gilt: viel Obst mit hohem Vitamin-C-Gehalt verzehren, wie Kiwi, Orangen und Zitronen, aber auch Äpfel und Birnen. Häufiges Händewaschen vermindert die Ansteckungsgefahr in der Familie oder bei der Arbeit mit Kollegen und Publikum. Auf die richtige Menge an Eiweiß, d.h. Proteine auf dem Speiseplan sollte geachtet werden. Also einmal in der Woche Fleisch und einmal Fisch. Wer kein Fleisch mag, sollte Vollkorn und Hülsenfrüchte aus biologischem Anbau bevorzugen. Man kann z. B. 3 Portionen Vollkornreis mit einem Löffel Buchweizenkörnern mischen und mit verschiedenem Gemüse lecker zubereiten. Dinkelvollkorn eignet sich auch für Salate, mit Käse, Peperone und Oliven verfeinert. Auch Hafer lässt sich wie Reis verwenden.
Vielleich sollten wir aber auch darüber nachdenken, weshalb uns gerade jetzt dieser Schnupfen plagt. Denn warum wir eigentlich krank werden ist bis heute nicht erforscht worden.
Wie oft stehen wir inmitten unserer verschnupften Familie und bleiben als einzige verschont?

TIPP

Homöopathische Globuli und Schüßler-Salze kann man im Wasser gelöst auch Säuglingen verabreichen.

Globuli und Schüßler-Salze sind auch in der Schwangerschaft geeignet.

SCHWANGERSCHAFT & GEBURT

Die Schwangerschaft ist eines der tiefgreifendsten und überwältigendsten Erlebnisse im Leben einer Frau. Sie kann durchaus völlig harmonisch ablaufen und ist meistens eine freudvolle bereichernde Zeit.
Genauso können in den drei Dritteln der Schwangerschaft verschiedene vorübergehende Beschwerden vorkommen, die man mit Naturheilmittel lindern und behandeln kann. Grundsätzlich empfiehlt es sich einen Schwangerschaftstee zu trinken.

SCHWANGERSCHAFTSTEE

› Brennnesselkraut (Urticae herba) hilft zu entwässern, diuretisch
› Frauenmantel (Alchemilla herba), wissenschaftlich nicht erwiesen, aber in der Volksheilkunde bei Frauenleiden angewandt
› Himbeerblätter (Rubus idaeus) wirken entspannend und lockernd auf die Uterusmuskulatur
› Johanniskraut (Hyperici herba), zur Unterstützung der Nerven und gegen Ängste
› Melissenblätter (Melissae folium) beruhigen und wirken krampflösend
› Schafgarbenkraut (Millefolii herba), appetitanregend, verdauungsfördernd und krampflindernd
› Zinnkraut (Equiseti herba), reich an Kieselsäure, wird volkstümlich bei brüchigen Nägeln und Haarausfall verwendet, schwach harntreibend

Diese Kräuter und Blätter werden zu gleichen Teilen gemischt und als Tee zubereitet.

Anwendung: Einen Teelöffel Mischung pro Tasse mit heißem Wasser überbrühen, 10 Minuten ziehen lassen und abseihen. 3 Tassen täglich trinken. Man kann pro Monat eine Woche Pause einlegen.

SCHÜSSLER-SALZE

› Calcium phosphoricum D6, grundsätzlich, fördert den Knochenwuchs und beugt Kalziummangel vor, am Zellaufbau beteiligt

Anwendung: 2 Tabletten 3 × täglich lutschen. Immer wieder 2 Wochen Pause einlegen.

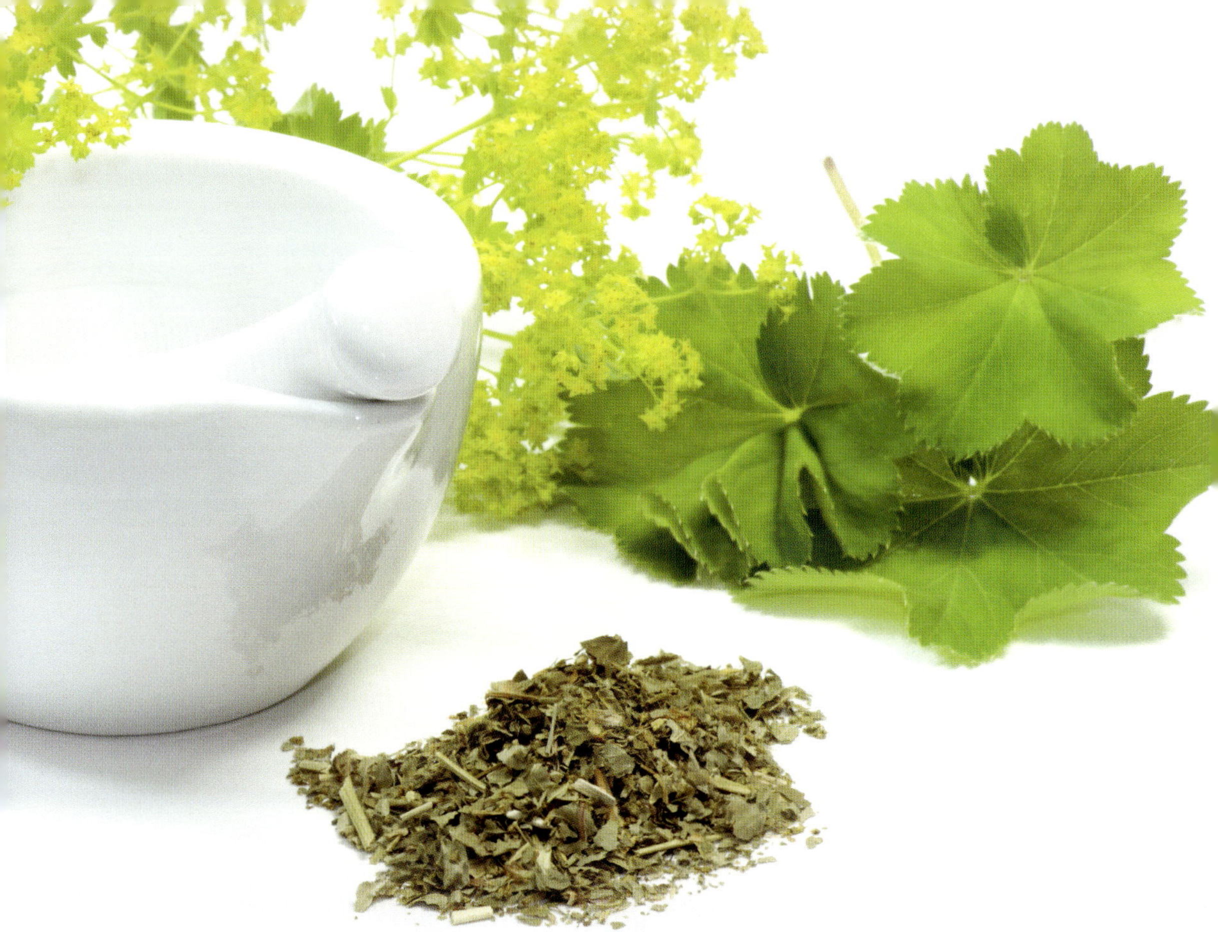

Frauenmantel

ERNÄHRUNG UND WOHLBEFINDEN

Obst und Gemüse sollten aus kontrolliert biologischem Anbau stammen und den Jahreszeiten gemäß verzehrt werden. Verzichten Sie also auf Erdbeeren im Winter! Das was gerade wächst, hat am meisten Vitamine und auch Geschmack.

Genießen Sie Ihre Schwangerschaft. Selten wird man von seiner Umgebung so liebevoll und aufmerksam behandelt, wie in diesen neun Monaten. Sollten Sie den Geburtstermin überschreiten, kann allerdings diese Aufmerksamkeit und ständiges Fragen lästig werden. Stecken Sie ruhig mal das Telefon aus oder stellen Sie das Mobiltelefon auf lautlos. Man muss nicht immer erreichbar sein.

SYMPTOME

Zu Beginn der Schwangerschaft kann es zu Übelkeit und Erbrechen kommen. In der Regel gehen diese Beschwerden nach den ersten drei Schwangerschaftsmonaten von selbst vorüber. Es ist wahrscheinlich die Anpassung des Fötus im Mutterleib und die einhergehenden hormonellen, in manchen Fällen auch seelischen Veränderungen, die diese Übelkeit hervorrufen.

ÜBELKEIT UND ERBRECHEN

HEILKRÄUTER ALS TEES

› Pfefferminzblätter (Menthae piperitae folium) wirken beruhigend auf die Magennerven
› Kamillenblüten (Matricariae flos), krampflösend und verdauungsfördernd, beruhigend
› Ingwerwurzel (Zingiberis rhizoma) wirkt gegen Brechreiz, appetitanregend (neue Studien bestätigen den erfolgreichen Gebrauch in der Schwangerschaft, siehe Bibliographie)

Anwendung: Ein Teelöffel der Kräuter pro Tasse, entweder einzeln oder als Teemischung mit heißem Wasser übergießen, 10 Minuten stehen lassen und filtrieren. Mehrmals täglich trinken. Ingwer 1 × täglich als Pulver oder frisch gerieben in der Menge von einer Messerspitze hinzufügen.

HEILKRÄUTER ÄUSSERLICH

› Riechfläschchen mit Zitronenöl, Pfefferminzöl oder ein anderes beliebtes reines ätherisches Öl

Anwendung: In ein leeres Fläschchen von 10 ml Fassungsvermögen füllt man ca. 5 Tropfen reines Zitronenöl oder Pfefferminzöl. Kräftig schütteln und daran schnuppern. Diese ätherischen Öle verdecken unerträgliche Gerüche, welche Übelkeit hervorrufen und wecken positive Erinnerungen.

HOMÖOPATHISCHE GLOBULI

› Acidum lacticum D12 (Milchsäure), bei Morgenübelkeit, durch Essen gebessert, vermehrter Speichelfluss
› Lycopodium D6 (Bärlapp), bei Drücken im Magen, Blähungen, schlimmer beim Erwachen

Anwendung: Mehrmals täglich 5–10 Globuli bei Bedarf lutschen, auch abwechselnd.

WARNHINWEISE

Wenn Übelkeit und Erbrechen zu einem verschlechternden Allgemeinzustand führen, zum Beispiel zu zunehmender Schwäche, Fieber und Gewichtsabnahme, den Gynäkologen verständigen.

Bei unstillbarem Erbrechen den Arzt benachrichtigen.

SCHÜSSLER-SALZE

› Natrium chloratum D6, reguliert den Säure-Basenhaushalt
› Kalium phosphoricum D6, beruhigt die Magennerven

Anwendung: 1–2 Tabletten 3 × täglich lutschen.

ERNÄHRUNG UND WOHLBEFINDEN

Falls die Übelkeit vor dem Aufstehen am schlimmsten ist, kann man sich schon auf dem Nachtkästchen ein paar Zwieback bereitstellen und diese sofort nach dem Aufwachen knabbern. Ein warmer Frühstückstee beruhigt den Magen, begleitet von einem trockenen Brot ohne Butter oder Marmelade, eventuell mit einem Löffel Honig.

Essen Sie wozu Sie gerade Lust haben, Ihr Körper weiß jetzt ganz genau was er will. Allerdings sollten säurebildende Nahrungsmittel mäßig verzehrt werden. Dazu gehören Fleisch, Schokolade, allgemein der weiße Zucker, Saccharose genannt, und Fett. Jeden Tag 2 bis 3 Portionen Gemüse wie Broccoli, Kohl, Kartoffeln und Rohkost verzehren.

Verzichten Sie so gut wie möglich auf konservierte Lebensmittel und bevorzugen Sie frisch Zubereitetes, denn „Leben" sollte in den Lebensmitteln noch drin sein.

TIPP

Zwieback oder anderes trockenes Brot mehrmals täglich knabbern.

Honigbonbons helfen gegen Übelkeit; nehmen Sie alternativ einen Teelöffel Honig am Morgen ein.

Nicht den Kopf hängen lassen: die Übelkeit dauert in der Regel zwei bis drei Monate und verschwindet anschließend völlig. Es ist also eine begrenzte Zeit, die vorübergeht.

Nur echte ätherische Öle verwenden, synthetische Parfumöle können die Übelkeit verstärken.

Kamillenblüten

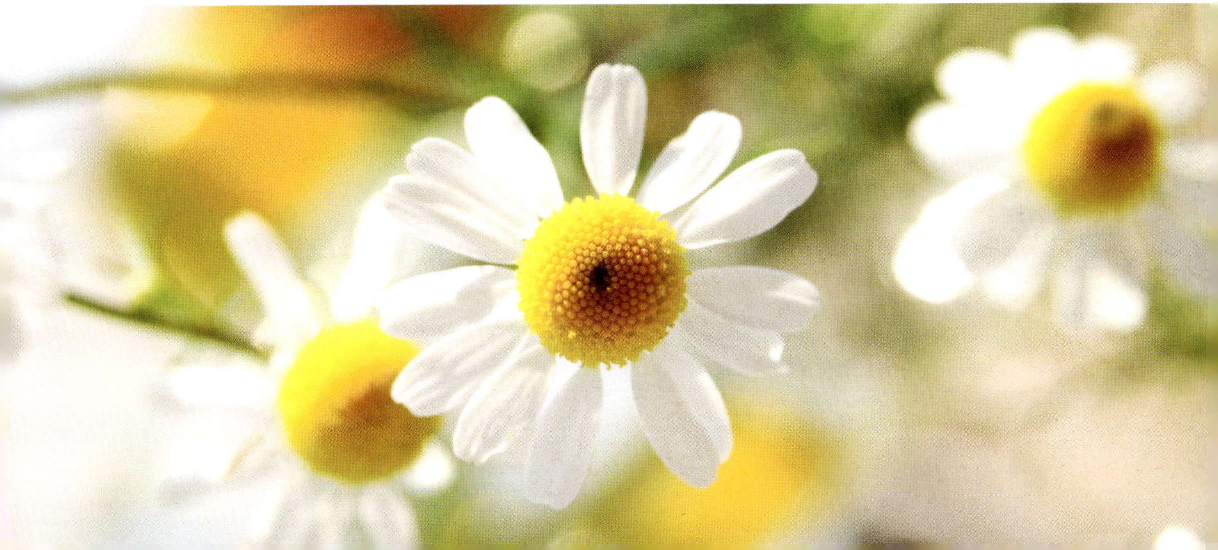

VERSTOPFUNG

SYMPTOME

Eine Verstopfung liegt dann vor, wenn der Darm für mehr als drei Tage nicht entleert wurde. Der Stuhl ist hart und kann nur schwer herausgepresst werden. Wieder sind die Hormone für diese Beschwerde verantwortlich. Sie sind notwendig, um die Schwangerschaft zu erhalten, aber sie können auf den Darm lähmend wirken.

TIPP

Täglich 15 Minuten spazieren gehen unterstützt die Darmmotilität.

HEILPFLANZEN INNERLICH

› Flohsamen (Plantago ovatae semen), Schleimstoffe binden Wasser (quellen) im Darm und stimulieren so die Entleerung
› Leinsamen (Lini semen) regen die Darmtätigkeit an, quellen im Darm und stimulieren so die Entleerung

Anwendung: Einen Esslöffel Flohsamen oder Leinsamen in einen halbes Glas Wasser geben, kurz umrühren und sofort trinken. Nicht vorher quellen lassen! Diese Heilpflanzen eignen sich auch für Kinder ab 6 Jahren. Wenn man Schwierigkeiten hat, diese etwas unschmackhafte Lösung zu trinken, kann man Leinsamen oder Flohsamen in ein Jogurt rühren

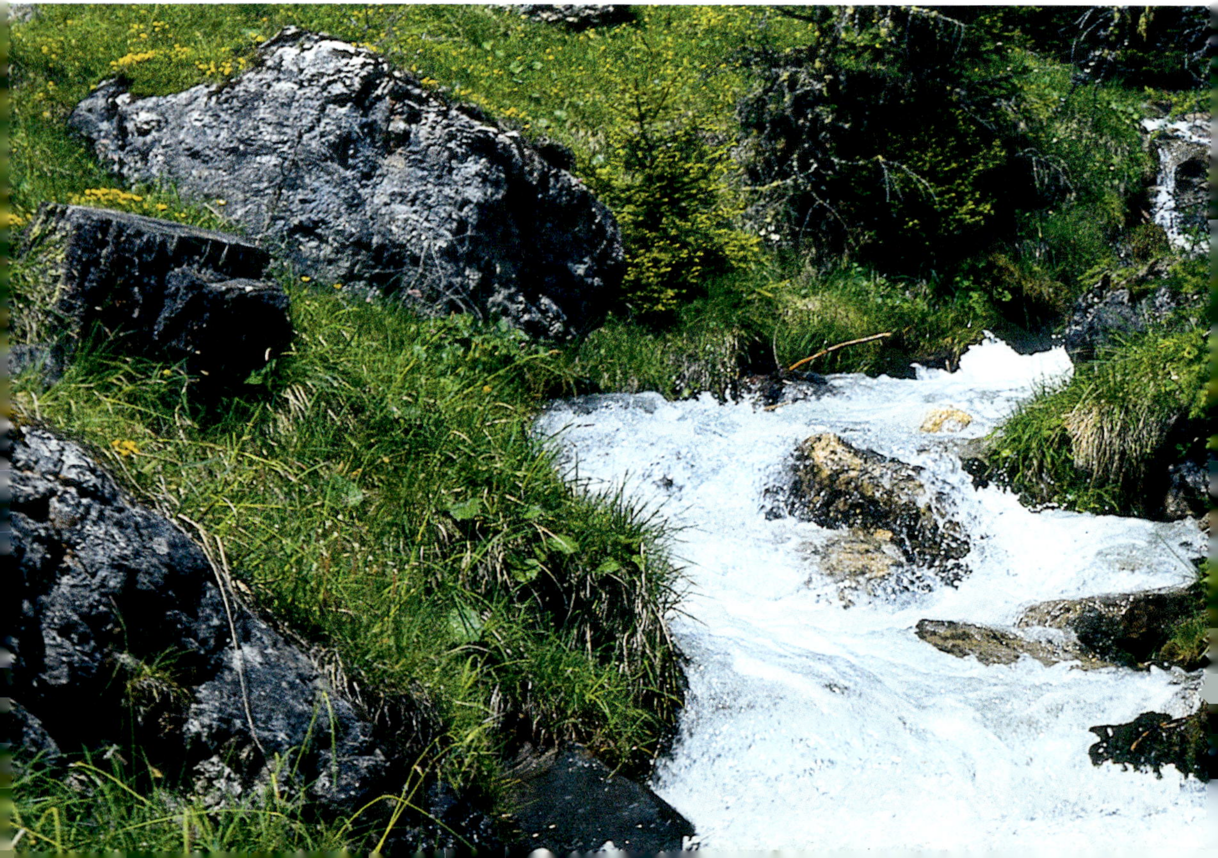

und etwas Marmelade hinzufügen. Wichtig ist dann allerdings noch ein volles Glas Wasser zu trinken, damit genügend Flüssigkeit zum Quellen vorhanden ist. Nehmen Sie viel Flüssigkeit und ballaststoffreiche Nahrungsmittel zu sich, denn das lockert den Stuhl.

HOMÖOPATHISCHE GLOBULI

› Collisonia canadensis D6 (Grießwurzel), Verstopfung eventuell mit Hämorrhoiden und Blähungen
› Sepia D12 (Tintenfisch), bei Hitzewallungen, reizbare Laune, schwere Beine

Anwendung: 3 × täglich 5–10 Globuli unter der Zunge zergehen lassen. Bei Besserung der Symptome nicht mehr einnehmen.

WARNHINWEISE

Flohsamen und Leinsamen nicht zusammen mit Medikamenten einnehmen, da sie unwirksam wieder ausgeschieden werden, erst nach 1 Stunde Pause einnehmen.

Bei länger als 5 Tage anhaltender Verstopfung die Gynäkologin verständigen.

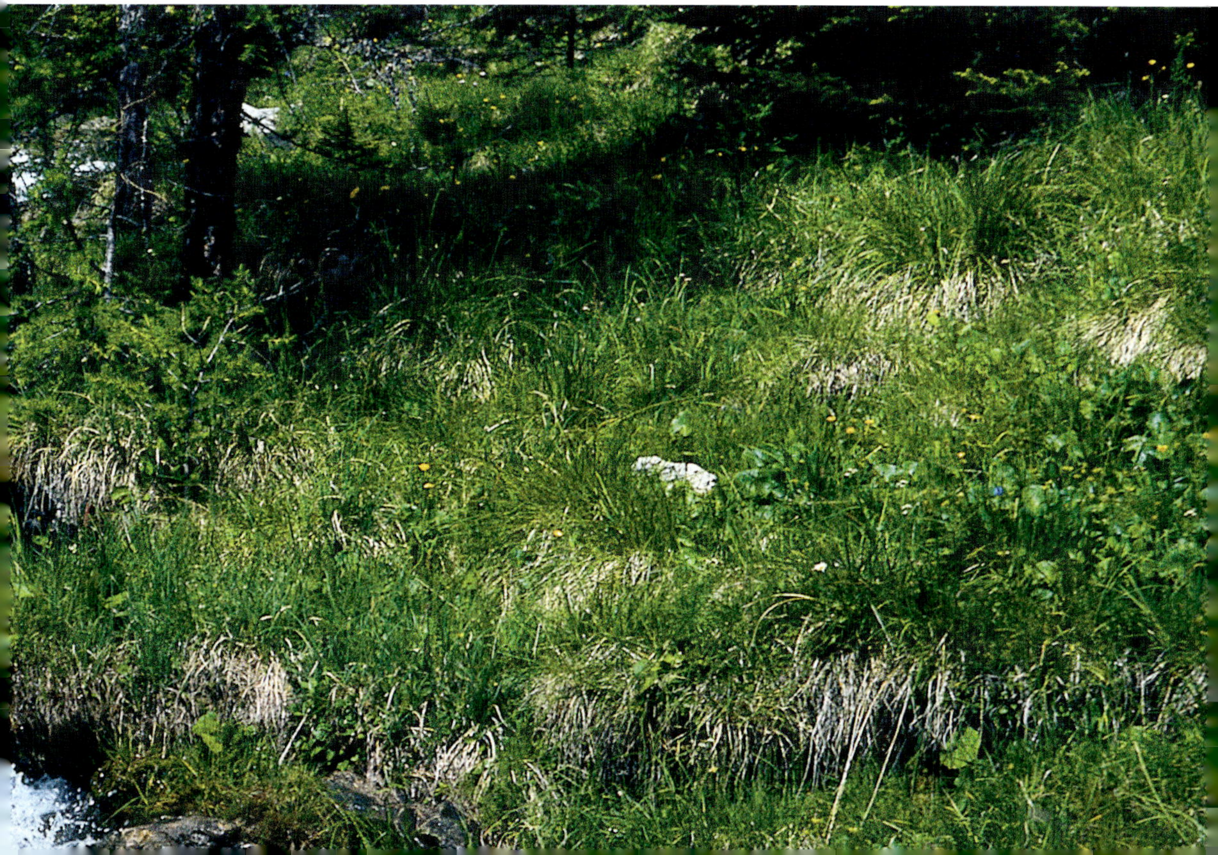

TIPP

Die genannten Heilkräuter und homöopathischen Globuli sind auch für andere Operationsnarben nützlich.

Versuchen Sie aus dem Bett aufzustehen, sobald Sie die ärztliche Erlaubnis dazu haben.

KAISERSCHNITT

HEILKRÄUTER – SALBEN UND ÖLE

(zur besseren Wundheilung)

- Ringelblumensalbe (Calendula) fördert die Wundheilung und wirkt endzündungshemmend und antibakteriell
- Johanniskrautöl (Hypericum perforatum) wirkt wundheilungsfördernd, antibakteriell und fördert die Durchblutung

Anwendung: Ringelblumensalbe oder Johanniskrautöl trägt man auf der Dammschnittnarbe und auf der Operationsnarbe 2 × täglich auf.

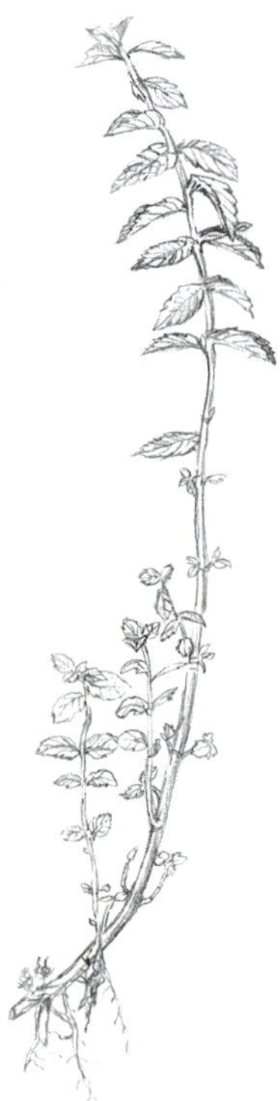

Pfefferminze

HOMÖOPATHISCHE GLOBULI

- Arnica montana D30 (Arnicae flos), bei Schmerzen, bei denen sogar die Bettdecke nicht vertragen wird; fördert die Wundheilung (auch seelische Wunden sind gemeint)
- Bellis perennis D30 (Gänseblümchen), ähnlich wie Arnika, bei tiefen Eingriffen, Schmerzen
- Trillium pendulum D6 (Waldlilie), bei starken Blutungen, Uterusblutungen zur Unterstützung
- Hypericum perforatum D30 (Johanniskraut), bei Verletzungen, starken Nachwehen

Anwendung: Alle oben genannten Arzneien in stündlichen Abständen bis zur Besserung unter der Zunge zergehen lassen. Immer 5–10 Globuli.

SCHÜSSLER-SALZE

- Magnesium phosphoricum D6 wirkt krampflösend, schmerzlindernd
- Ferrum phosphoricum D6, bei Eisenmangel
- Calcium-fluoratum-Salbe bessert das Aussehen der Kaiserschnittnarbe

Anwendung: Magnesium phosphoricum D6, 10 Tabletten in heißem Wasser auflösen und so heiß wie möglich schluckweise trinken; Ferrum phosphoricum D6, 3 × täglich 2 Tabletten lutschen für 2–3 Wochen; Calcium-fluoratum-Salbe: 2 × täglich gut die betroffene Stelle einmassieren.

ERNÄHRUNG UND WOHLBEFINDEN

Für viele Frauen ist die operative Geburt ein traumatisches Erlebnis. Sprechen Sie über Ihre Erfahrungen mit anderen Frauen, die auch einen Kaiserschnitt erlebt haben, es tut gut wenn man sieht, dass man nicht allein ist.
Legen Sie Ihr Kind nackt auf Ihre nackte Haut und fühlen Sie die Bewegungen der kindlichen Beinchen auf Ihrem Körper. Diese intensive körperliche Nähe erinnert uns an die erlebte Schwangerschaft, kann die eventuell durch den Kaiserschnitt entstandene Distanz auflösen und Versöhnung zulassen.

Ringelblumensalbe

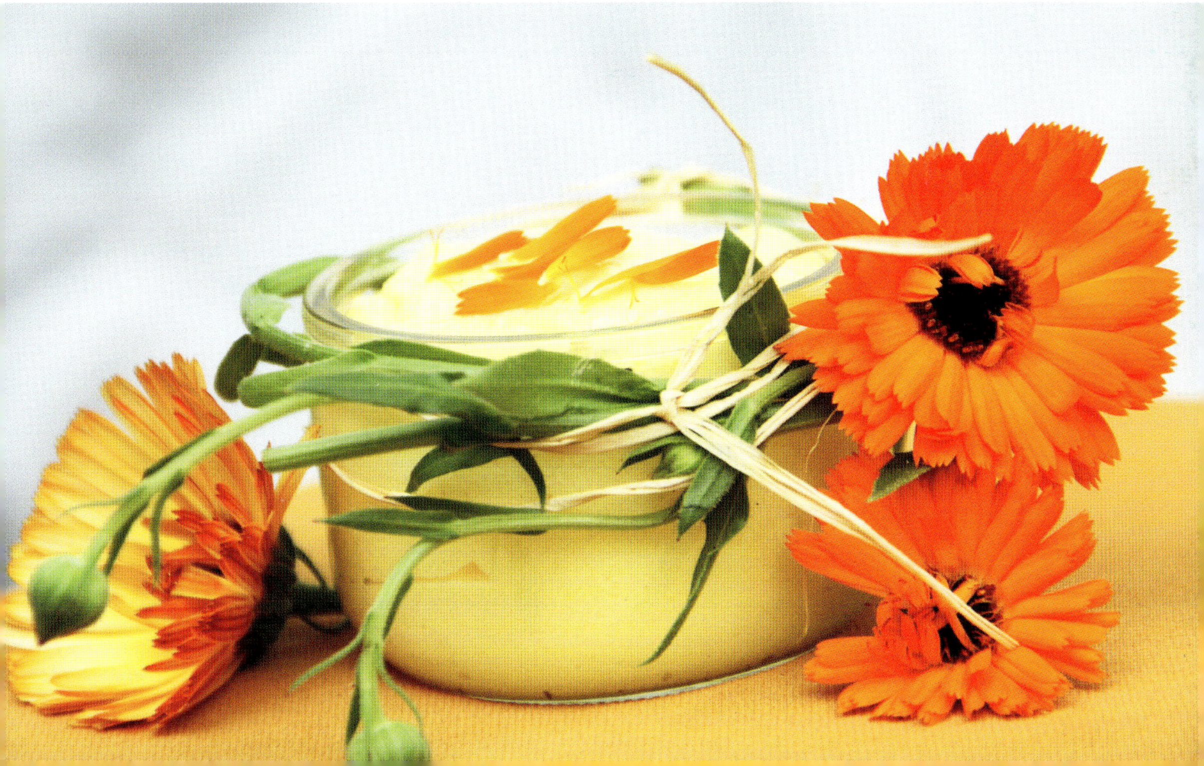

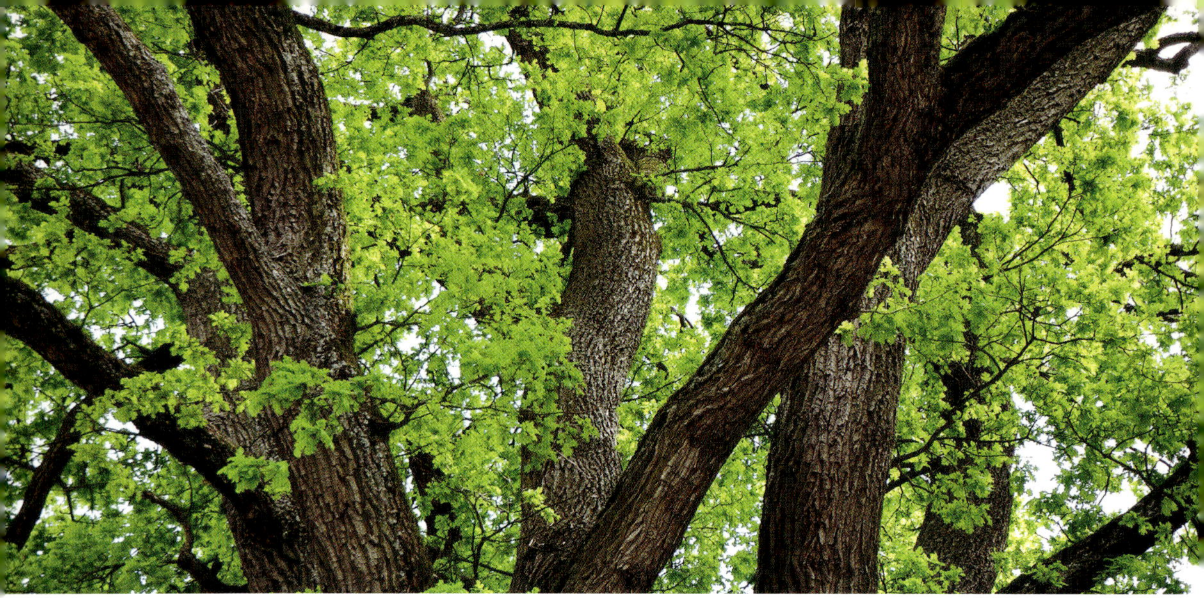

Eiche

DAMMSCHNITT

Der Dammschnitt wurde früher sehr oft routinemäßig durchgeführt. Heute macht man ihn nur noch, wenn es unbedingt notwendig ist, und zwar z. B. wenn die Herztöne des Kindes während der Presswehen absinken, wenn eine schnelle Beendung der Geburt notwendig wird, wenn sich eine Wehenschwäche einstellt oder eine Zangen- oder Saugglockengeburt unumgänglich wird. Der seitlich durchgeführte Dammschnitt heilt meistens in ca. 6 Wochen völlig ab.

SITZBÄDER

› Eichenrinde (Quercus radix) wirkt adstringierend (zusammenziehend), antibakteriell und antiviral, entzündungshemmend
› Kamillenblüten (Matricariae flos) wirken endzündungshemmend, fördern die Wundheilung und sind antibakteriell wirksam

Anwendung: Eine Hand voll Eichenrinde in einem Liter Wasser 10 Minuten kochen lassen. Topf von der Wärmequelle nehmen und eine Hand voll Kamillenblüten dazugeben und zugedeckt weitere 10 Minuten ziehen lassen. In einer Schüssel oder im Bidet 2 × täglich ein Sitzbad nehmen.

HOMÖOPATHISCHE GLOBULI

› Bellis perennis D30 (Gänseblümchen), ähnlich wie Arnika, bei tiefen Eingriffen, Schmerzen
› Calendula D12 (Ringelblume) fördert Wundheilung bei schmerzhaften und schlecht heilenden Wunden

Anwendung: Abwechselnd 5–10 der oben genannten Globuli in stündlichem Wechsel unter der Zunge zergehen lassen, bis Besserung eintritt. Alternativ können auch 5–10 Globuli in einem Glas Wasser aufgelöst werden, gut umrühren und stündlich einen Schluck davon trinken. Verschiedene Gläser für verschiedene Globuli nehmen.

SCHÜSSLER-SALZE

› Ferrum phosphoricum D12, im ersten Entzündungstadium
› Kalium cloratum D6, folgt auf Ferrum phosphoricum
› Kalium sulfuricum D6 im dritten Stadium, falls die Wundheilung nicht voranschreitet

Anwendung: Ferrum phosphoricum D12, 1 Tablette alle viertel bis halbe Stunde lutschen; Kalium cloratum D6, 2 Tabletten 6–10 × täglich je nach Beschwerden lutschen; Kalium sulfuricum D6, 2 Tabletten 3 × täglich.

ERNÄHRUNG UND WOHLBEFINDEN

Achten Sie auf eine ballaststoffreiche Ernährung, die sich aber auch mit dem Stillen vereinbaren lässt. Sie können gekochte Zucchini, Mangold, frische Bohnen und Kartoffelpüree oder eine Gemüsesuppe essen, damit der Stuhl weich wird. Wichtig ist es natürlich ausreichend zu trinken, damit der Darm gut befeuchtet wird und die Schlacken sich optimal lösen können. Helfen Sie sich auch beim Hinsetzen, mit weichen Polstern oder einem Sitzring, der den Beckenboden beim Hinsetzen entlastet.

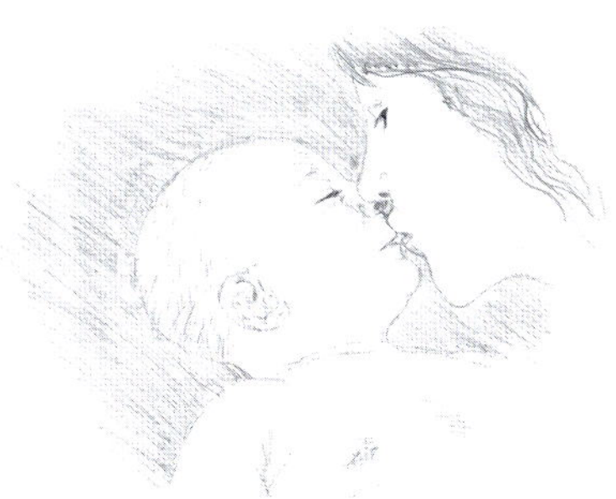

STILLEN

Unmittelbar nach der Geburt, in einigen Fällen sogar am Ende der Schwangerschaft, wird von den Milchdrüsen die Vormilch, auch Kolostrum genannt, abgesondert. Sie hat eine gelbliche Farbe, ist dickflüssig und meistens nur spärlich vorhanden. Vormilch ist stark eiweißhaltig und sehr nahrhaft. 2 bis 5 Tage nach der Geburt kommt es dann zum Milcheinschuss. Die Brüste vergrößern sich und die Milch rinnt im Überfluss heraus. In den ersten 6 Wochen ist häufiges Anlegen des Kindes von großer Wichtigkeit, da sich der Regulierungsmechanismus der Milchmenge in diesen Wochen gerade durch häufiges Anlegen optimal einstellt. Daher sollte ein Beruhigungssauger nur nach diesen ersten Wochen angeboten werden. Außerdem gilt, dass die Nachfrage des Kindes die Milchmenge bestimmt. Je mehr es saugt, auch „leer", umso mehr Milch wird gebildet und je weniger es trinkt umso weniger wird produziert.

HEILKRÄUTER ALS TEES

Der Stilltee zur Milchförderung

› Brennnesselkraut (Urticae herba), entzündungshemmend und diuretisch
› Anisfrüchte (Anisi fructus), leicht krampflösend, verdauungsfördernd
› Fenchelfrüchte (Foeniculi fructus), leicht krampflösend, antibakteriell, verdauungsfördernd
› Kümmelfrüchte (Carvi fructus), appetitanregend, verdauungsfördernd,
› Hopfenzapfen (Humuli strobulus), beruhigend, appetitanregend, sekretionsfördernd
› Geißrautenkraut (Galegae officinalis) , milchbildend

Anwendung: Die Mischung setzt sich folgendermaßen zusammen: Von jedem Kraut 10 g, nur von dem Geißrautenkraut 50 g mischen. Einen Teelöffel Stilltee pro Tasse, nur 3 Minuten ziehen lassen, abseihen und 3 Tassen täglich trinken. Wenn das Kind ca. 3 Monate alt ist, kann man den Tee 10 Minuten ziehen lassen.

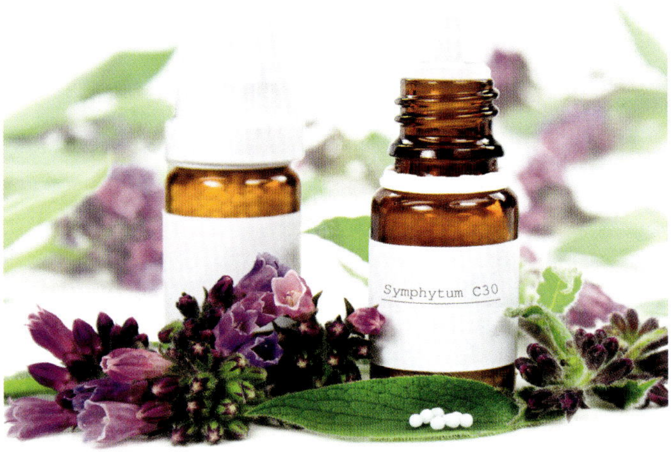

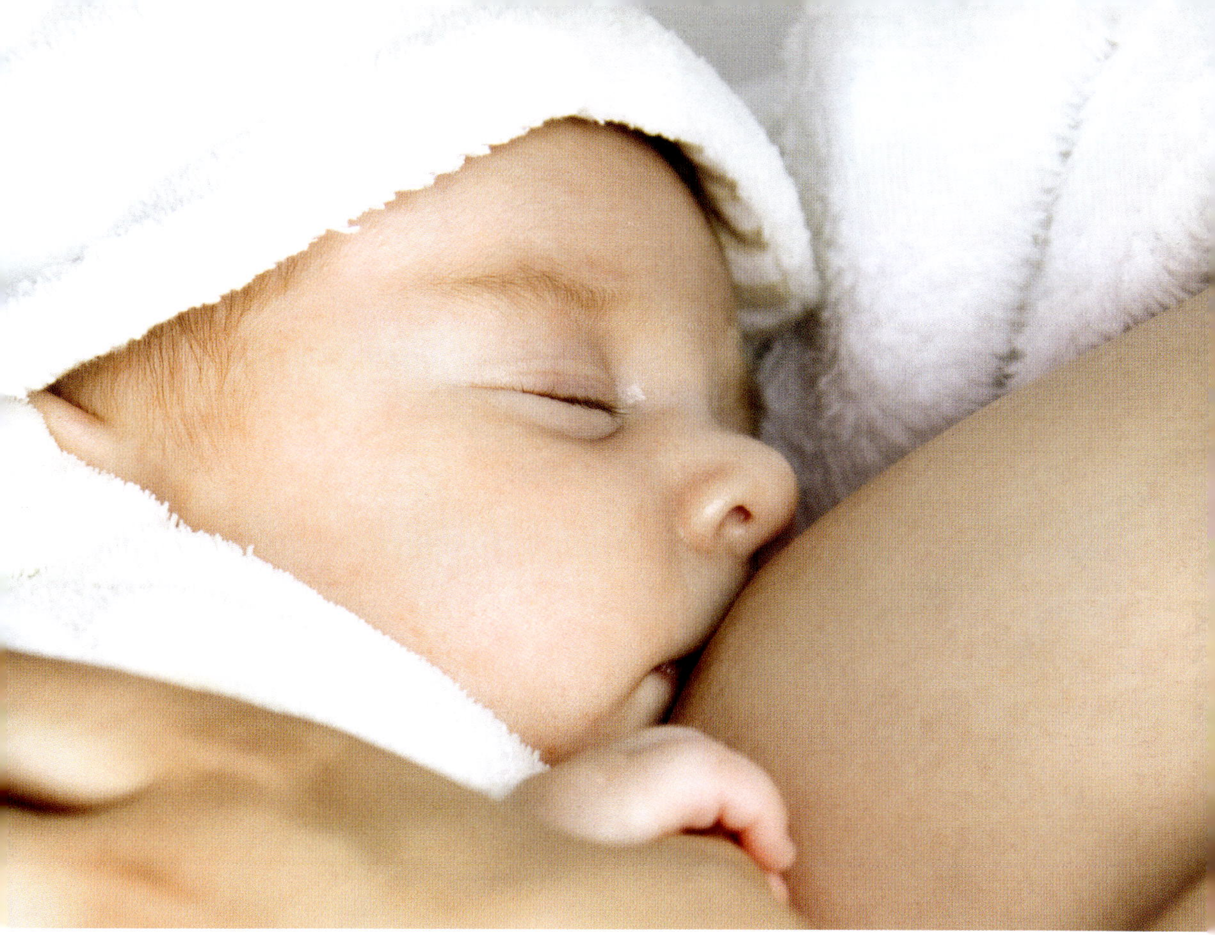

NATURHEILMITTEL ÄUSSERLICH

› Milchfluss fördernd: einen warmen feuchten Waschlappen vor dem Stillen auflegen, mit warmer Brause abduschen oder ein gewärmtes Kirschkernkissen auflegen.

HOMÖOPATHISCHE GLOBULI

(zur Förderung der Milchmenge)

› Pulsatilla D6 (Wiesenküchenschelle) fördert den Milchfluss, bei weinerlicher Stimmung
› Silicea D30 (Kieselerde), wenn die Säuglinge die Muttermilch verweigern
› Agnus castus D6 (Mönchspfeffer) fördert den Milcheinschuss, bei Depression und Müdigkeit

TIPP

Ein kleines Schläfchen am Nachmittag vermehrt am Abend die Milchmenge.

Nehmen Sie Hilfe an, im Haushalt oder beim Kochen, jetzt muss nicht alles perfekt sein.

Wer mit Stoffwindeln wickeln will, sollte erst nach den ersten drei Lebensmonaten des Kindes damit beginnen, wenn sich der Stillrhythmus schon gefunden hat, sonst kann es zu viel werden.

Falls Sie kleine schmerzende und harte Knoten in der Brust verspüren, versuchen Sie das Kinn des Kindes genau dort anzusetzen. Während des Trinkens massieren Sie diese Stelle, indem Sie mit den Fingern zur Brustwarze hin streifen. Setzen Sie Ihr Kind genausooft an der schmerzenden Brust an, wie an der anderen, damit auch diese leer getrunken wird.

› Calcium carbonicum D30 (Austernschalenkalk), nächtliche Schweißausbrüche, vor allem am Kopf

Anwendung: Von den Potenzen bis zur D6 3 × täglich 5–10 Globuli, nach den passenden Symptomen ausgewählt, unter der Zunge zergehen lassen. Calcium carbonicum und Silicea D30 kann man auch dem Säugling verabreichen. 5 Globuli in etwas Wasser auflösen und das Kind aus einem kleinen Löffel langsam davon schlecken lassen. Am darauffolgenden Tag wiederholen. Die stillende Mutter hingegen nimmt 1 × täglich 5–10 Globuli direkt unter der Zunge ein. Am darauffolgenden Tag wiederholen.

SCHÜSSLER-SALZE

› Calcium phosphoricum D6, bei Säuglingen, die zu oft an die Brust wollen, Speikindern, harter Brust, fördert die Milchproduktion

Anwendung: Erwachsene: 2 Tabletten 3 × täglich; für den Säugling eine halbe Tablette in wenig, abgekochtem, lauwarmem Wasser aufgelöst, 3 × täglich aus dem Glas herausschlecken lassen.

ERNÄHRUNG UND WOHLBEFINDEN

Vermeiden Sie Hülsenfrüchte und Vollkornprodukte in der ersten Stillzeit, sie können Säuglingskoliken hervorrufen. Gut eignen sich Hirse mit Gemüse, Polenta (Maisgries) und Gerste, sie fördern die Milchbildung und sind gut verdaulich und eisenreich. Kefir, Joghurt und Molke führen wertvolle Eiweiße zu und sind kalziumreich. Mäßig Obst und Gemüse verzehren, aber kein Steinobst, wie z. B. Pfirsiche oder Kirschen. Stillen ist jedoch weit mehr als nur Muttermilch verabreichen. Es ist ein zarter Kontakt zum Neugeborenen, das nun aus uns „herausgeschlüpft" ist, unsere Nähe und Wärme sucht und in der Geborgenheit genährt wird. Fast alle Frauen können stillen, aber sie brauchen Geduld, Ausdauer und den Willen dazu, denn es bedarf einiger Übung, auch vom Säugling.

Viele Frauen glauben nicht genügend Milch zu haben, um ihr Kind zu sättigen, aber dieses Problem liegt vor allem bei einer unzureichenden Unterstützung der Stillenden und manchmal bei einer unbewussten Überzeugung, nicht stillen zu können.
Im heutigen, materialistisch ausgerichteten Umfeld erscheint es uns Frauen wohl seltsam, dass wir nur mit unserem Körper allein ein Kind ernähren können, ohne Flasche, Sauger und Pulvermilch. Aber es ist möglich! Wir brauchen dazu nichts als unsere Brust, aus der schon alles Notwendige in der ausreichenden Menge, Zusammensetzung und Temperatur, praktisch verpackt und immer griffbereit herausfließt! Den Mut und das nötige Selbstvertrauen hinzuzufügen liegt an uns.

Kümmelfrüchte

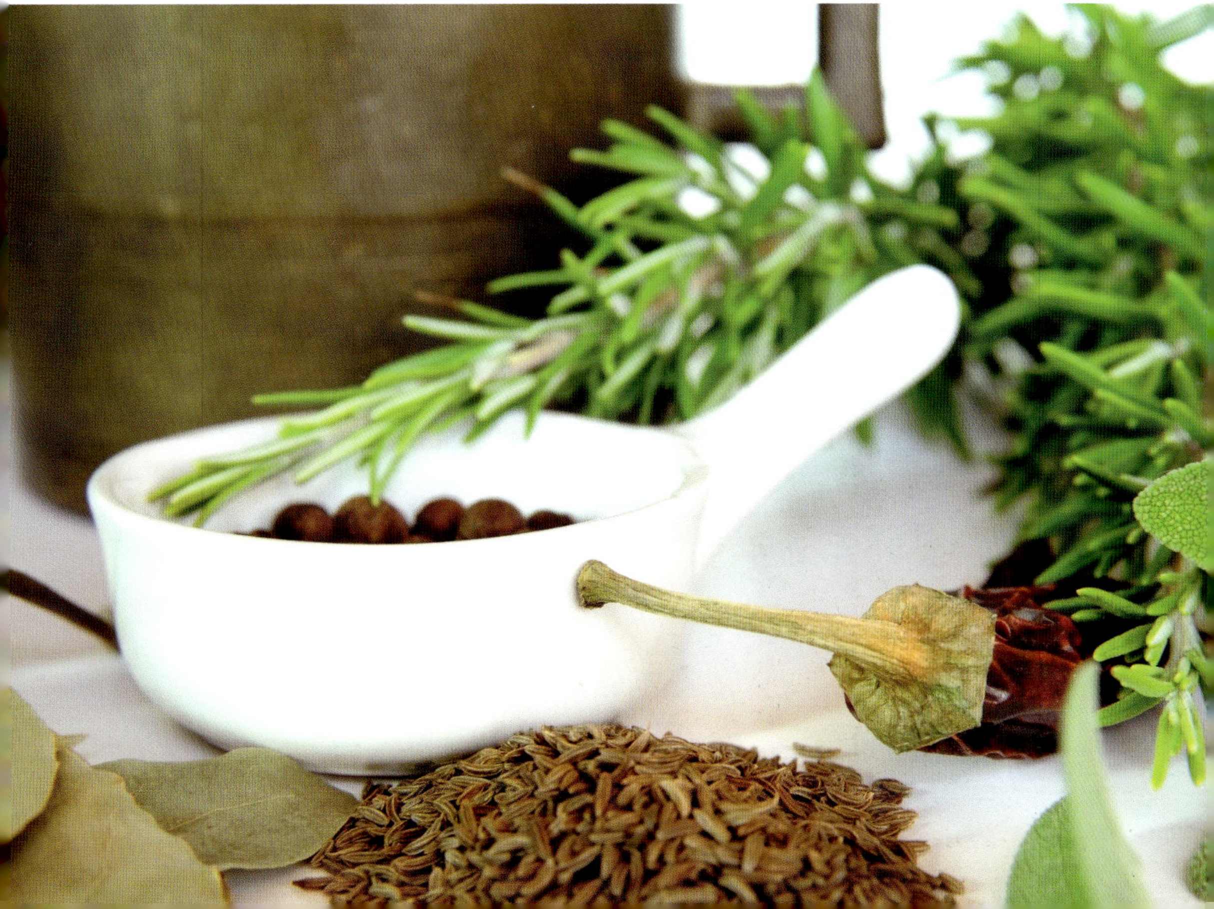

VERSTAUCHUNG & ZERRUNG

SYMPTOME

Durch das Umknicken eines Knöchels oder die Verdrehung eines Gelenkes entsteht ein Riss in den Fasern der Bänder. Dadurch bilden sich eine Schwellung und eventuell ein Bluterguss unter der Haut, verbunden mit Schmerzen und Beeinträchtigungen der Bewegung. Das Gelenk fühlt sich warm an. Eine Reihe von komplizierten inneren Abläufen führt zu den Symptomen der Entzündung. Der Körper versucht durch die Entzündung die ausgetretene Gewebsflüssigkeit wieder abzutransportieren und leitet die Heilung der geschädigten Fasern ein.

HEILKRÄUTER ÄUSSERLICH

› Beinwellwurzel (Symphyti radix) wirkt entzündungshemmend, wundheilungsfördernd, begrenzt das Austreten von Gewebsflüssigkeit und fördert seine Beseitigung (nicht in der Schwangerschaft und Stillzeit anwenden) – ab 6 Jahren
› Arnikablüten (Arnicae flos) wirken schmerzlindernd, entzündungshemmend – ab 2 Jahren

Anwendung: Beinwellwurzelextrakt kann in Cremes oder Gels eingearbeitet werden und gibt es fertig im Handel. 3 × täglich eine gute Menge davon auf das betroffene Gelenk auftragen und vollständig einmassieren; Arnikatinktur als Umschläge verwenden. Dazu benetzt man ein Baumwolltuch mit Arnikatinktur und legt es auf die verletzte Stelle für 20 Minuten auf. 3 × täglich wiederholen. Bei Kindern die Tinktur eventuell mit etwas Wasser verdünnen. Arnika kann auch mit Schnaps angesetzt werden. (Arnikablüten stehen unter Naturschutz!)

HOMÖOPATHISCHE GLOBULI

› Apis mellifica D30 (Honigbiene), bei starker Schwellung, Hitze, Berührungsempfindlichkeit

Arnika

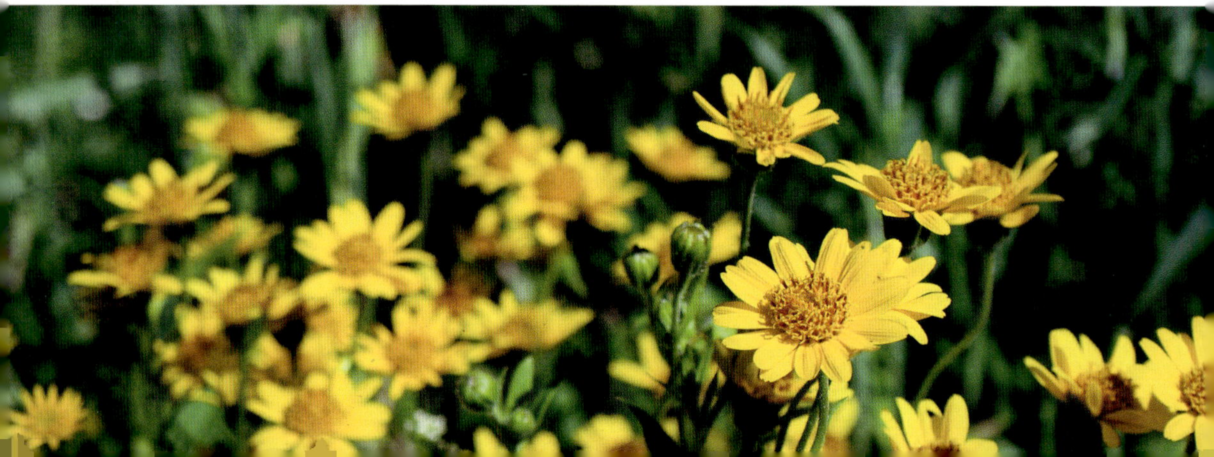

- Rhus toxicodendron D12 (Giftsumach), bei stechenden, reißenden Schmerzen, steife Gelenke, Taubheitsgefühl, Bewegung schafft Linderung
- Arnica Montana D30 (Arnika), stark berührungsempfindlich, Zerschlagenheitsgefühl, Wundheit, Quetschung, Verletzung, Bluterguss
- Bryonia alba D6 (Zaunrübe), Bewegung verschlechtert, stechende Schmerzen, Schwellung

Anwendung: Alle genannten Mittel können im akuten Fall stündlich im Wechsel gelutscht werden. Man nimmt immer 5–10 Globuli unter der Zunge ein.

SCHÜSSLER-SALZE

- Ferrum phosphoricum D6, im akuten Stadium, wirkt entzündungshemmend
- Natrium chloratum D6 wirkt gegen die Schwellung
- Kalium chloratum D6 im zweiten Entzündungsstadium, nach Ferrum phosphoricum

Anwendung: Ferrum phosphoricum D6, 1 Tablette stündlich lutschen, im Wechsel mit Natrium chloratum, dann weiter mit Kalium chloratum, 3 × täglich lutschen. Auch als Salbe zum Einreiben der betroffenen Stellen geeignet. 3 × täglich anwenden.

WOHLBEFINDEN

Das verstauchte oder gezerrte Gelenk muss ruhiggestellt und geschont werden. Es erfordert Zeit um heilen zu können. Das ist gerade heute, wo alles schnell und effizient ablaufen soll, gar nicht so leicht zu akzeptieren. Das Fußballtraining muss abgesagt werden, die Turnstunde läuft ohne uns ab und auch sonst sind wir nicht so schnell wie gewohnt. Wir haben aber umso mehr Zeit für Dinge, die sonst in der Hektik vernachlässigt werden. Das Buch, das wir längst lesen wollten, die Zeit über vieles nachzudenken, zu schlafen oder kreativ zu sein, das alles ist nun möglich. Wir brauchen jetzt vor allem eines: Geduld! Denn nur durch Schonen des Gelenkes ist vollständige Heilung möglich!

TIPP

Lagern Sie das schmerzende Gelenk hoch, damit die Gewebsflüssigkeit besser abfließen kann.

Kühlen Sie das betroffene Gelenk so bald als möglich, das kann die Entzündung eindämmen.

WARNHINWEISE

Beinwell nicht in der Schwangerschaft und bei Kindern unter 6 Jahren anwenden!

VERSTOPFUNG

SYMPTOME

Bei weniger als zwei Entleerungen des Darmes in der Woche, spricht man von Verstopfung. Der Stuhl kann nur durch starkes Pressen oder sogar nur mit manueller Unterstützung herausgedrückt und entfernt werden, ist hart und klumpig und es bleibt das Gefühl einer unvollständigen Entleerung zurück. Ursachen sind oft Orts- und Klimawechsel oder eine Umstellung der Ernährung. Wenn die Verstopfung über drei Monate hinweg dauert, nennt man sie chronisch. Auch ballaststoffarme Ernährung, zu wenig Bewegung und unzureichende Flüssigkeitszufuhr können Verstopfung verursachen oder fördern.

HEILKRÄUTER ALS TEES

› Faulbaumrinde (Frangulae cortex) wirkt abführend und zieht Wasser aus den Darmwänden in das Innere des Darmes, was den Stuhl aufweicht – ab 12 Jahren
› Sennesfrüchte (Sennae fructus) wirken abführend und regen die Darmmotilität an – ab 12 Jahren
› Flohsamen (Plantago ovatae semen), Schleimstoffe binden Wasser (quellen) im Darm und stimulieren so die Entleerung – ab 6 Jahren
› Leinsamen (Lini semen) regen die Darmtätigkeit an, quellen im Darm und stimulieren so die Entleerung – ab 6 Jahren

Anwendung: ½ bis 1 Teelöffel Faulbaumrinde pro Tasse mit heißem Wasser übergießen, 5–10 Minuten ziehen lassen, abseihen und vor dem Schlafengehen eine Tasse trinken.
1 Teelöffel Sennesfrüchte in einer Tasse vorher abgekochtem und dann abgekühltem Wasser mehrere Stunden stehen lassen. Abseihen und abends vor dem Schlafengehen trinken. Diese Heilkräuter dürfen nur maximal für 1–2 Wochen angewendet werden, da sie sonst zu einer Verstärkung der Darmträgheit führen können. Sie sind in der Schwangerschaft und Stillzeit nicht geeignet.
Einen Esslöffel Flohsamen oder Leinsamen in ein halbes Glas Wasser geben, kurz umrühren und sofort trinken. Nicht vorher quellen lassen! Ein volles Glas Wasser noch dazu trinken. Kinder nehmen einen halben Esslöffel.

HOMÖOPATHISCHE GLOBULI

› Allumina D6, bei Darmträgheit, trockener und harter Stuhl, keinen Drang zur Entleerung
› Nux vomica D12, bei Überarbeitung, Stress und Mangel an Bewegung, vergeblicher Stuhldrang
› Eigenblut C7, bei hartnäckiger Verstopfung, nichts führt zum Erfolg (Herstellung siehe S. 11)

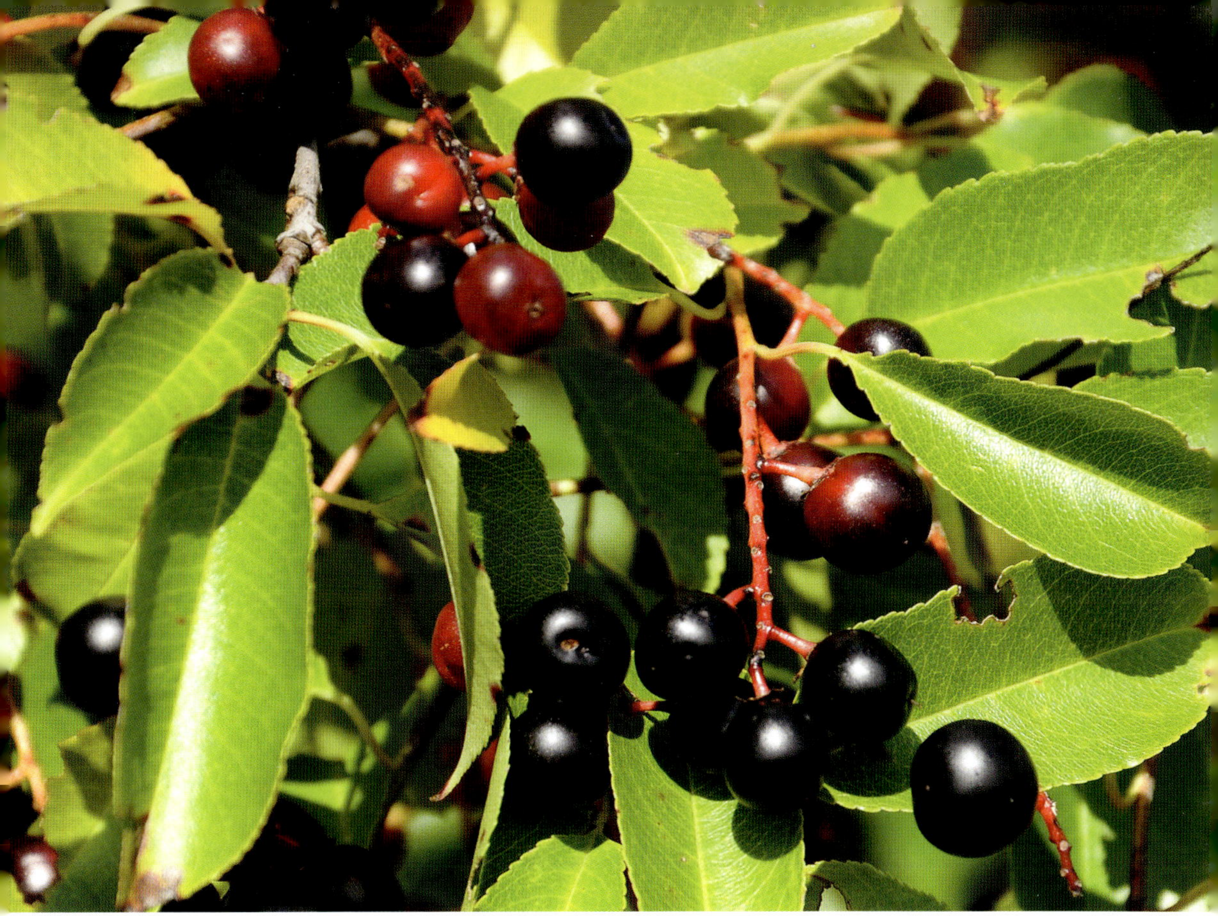

Faulbaum

Anwendung: Allumina und Nux vomica 3 × täglich 5–10 Globuli vor den Mahlzeiten unter der Zunge zergehen lassen bis Besserung eintritt; Eigenblut C7 5 Tropfen vor den Mahlzeiten an 2 Wochentagen einnehmen bis Besserung eintritt.

SCHÜSSLER-SALZE

› Silicea D12 wirkt bei hartem Stuhl, der wieder zurückgleitet
› Natrium sulfuricum D6 regt die Verdauungsorgane an und fördert die Ausscheidung

Anwendung: 2 Tabletten 3 × täglich vor den Mahlzeiten lutschen. Kinder nehmen 1 Tablette 3 × täglich; auch beide Salze abwechselnd einnehmen.

TIPP

Die Einnahme von Lactobacillus-bifidus-Bakterien saniert die Darmflora, die bei einer Verstopfung oft in Mitleidenschaft gezogen wird.

Trinken Sie ausreichend Wasser und verzichten Sie auf Kaffee und Schwarztee. Man kann diese zeitweilig mit Feigenkaffee oder Malzkaffee ersetzen. Flüssigkeit kann man auch mit Suppen zuführen. Gemüsesuppe ist besonders geeignet.

WARNHINWEISE

Faulbaumrinde und Sennesblätter nicht bei Entzündungen des Darmes wie Colitis Ulcerosa, Morbus Crohn und auch nicht in der Schwangerschaft und Stillzeit anwenden.

Bei blutigem Stuhl, Gewichtsabnahme und Bauchschmerzen muss ärztlicher Rat eingeholt werden.

Chronische Verstopfung muss ärztlich abgeklärt werden.

Bei dauerhafter Einnahme von Abführmitteln kann es zum Verlust von wichtigen Elektrolyten wie Natrium und Kalium, kommen.

Die Verstopfung kann sich durch häufige Einnahme von Abführmitteln verstärken.

Verstopfung kann auf eine Nahrungsmittelunverträglichkeit hinweisen und auch eine Nebenwirkung von Medikamenten sein.

ERNÄHRUNG UND WOHLBEFINDEN

Im Gegensatz zur gängigen Meinung, dass viel Bewegung und ballaststoffreiche Ernährung gegen Verstopfung helfen soll, steht eine Umfrage*, bei der die Mehrzahl der Befragten, die an Verstopfung litten, viel Sport trieben und sogar mehr ballaststoffreiche Nahrungsmittel einnahmen, als jene welche nicht an Verstopfung litten. Natürlich ist eine ballaststoffreiche Nahrung, wie Obst und Gemüse oder Vollkornkost aus kontrolliert biologischem Anbau eine sinnvolle und unterstützende Maßnahme, aber es ist augenscheinlich nicht genug. Andere Faktoren sind im Spiel.
Es sind Stress und Hektik. Die Unterdrückung des Stuhldranges führt zu einer falschen „Erziehung" des Darmes. Wenn wir nie auf den Darm hören, wenn er sich gerade meldet, dann meldet er sich zu guter Letzt immer weniger.
Aber das kann sich ändern. Eine gute Angewohnheit ist z. B. morgens etwas früher aufzustehen, ein Glas lauwarmes Wasser zu trinken und sich dann Zeit zu nehmen ins Bad zu gehen. Wenn es uns gelingt unserem Darm wieder Gehör zu schenken, wenn wir ihm die notwendige Zeit zur Verfügung stellen, wird sich mit etwas Geduld das morgendliche Entleeren als Normalität einstellen. Aber das fordert Zeit und Rücksichtnahme. Falls Sie aber an Abführmittel schon gewohnt sind, bedenken Sie, dass die tägliche Einnahme nicht physiologisch ist. Zwei Mal pro Woche wäre auch vollkommen genug. Um von einer Abhängigkeit loszukommen, empfiehlt sich das langsame Reduzieren der Einnahmefrequenz, also von täglich, auf zwei Mal wöchentlich und eine langsame Reduzierung der Dosis. Zu guter Letzt kann man von Laxanzien auf Füll -und Quelldrogen, wie Flohsamen und Leinsamen umsteigen, welche keine Nebenwirkungen haben. Die Beseitigung von Scham und Hektik sind Voraussetzung für ein Gelingen dieses Vorhabens.

* Quelle: Prof. Dr. Joachim Erckenbrecht, Düsseldorf, Kathrin Bosse-Bringewatt, Königstein/Ts., Pressekonferenz „Wie verantwortungsbewusst sind Patienten in der Selbstmedikation? Ergebnisse einer apothekengestützten Befragung zur Selbstmedikation mit Laxoberal® Abführ-Tropfen und Abführ-Perlen", Berlin, 9. Oktober 2002, veranstaltet von Boehringer Ingelheim.

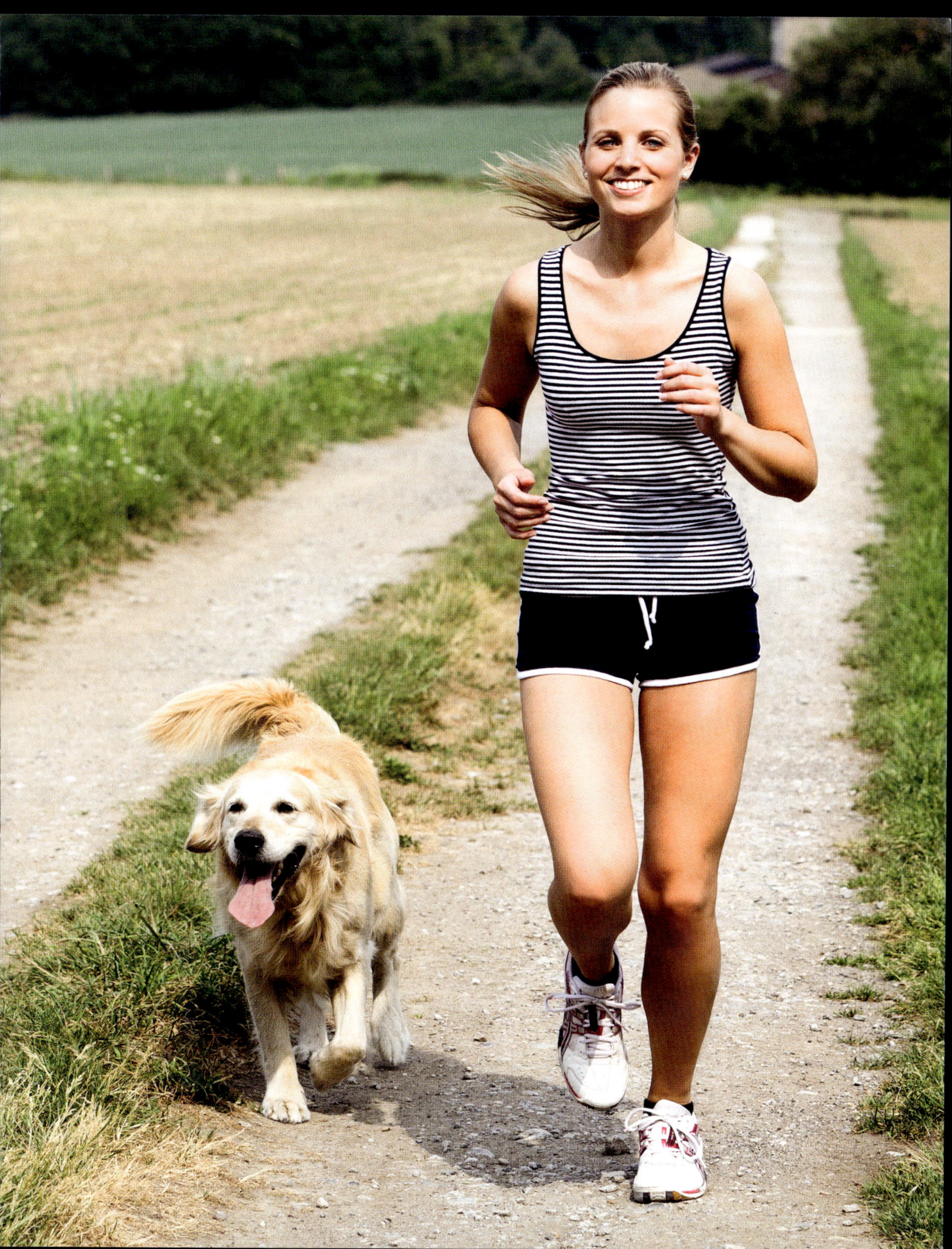

WARZEN

SYMPTOME

Warzen sind gutartige Wucherungen der Hautoberfläche, die durch eine virale Infektion (meistens Papillomavirus) hervorgerufen werden. Sie können einzeln oder in Gruppen auftreten und können symptomlos sein. Dornwarzen wachsen hingegen in die Tiefe und können sehr schmerzen. Es gibt viele verschiedene Typen von Warzen. Im jugendlichen Alter sind Warzen relativ häufig, ab ca. 20 nimmt die Häufigkeit wieder von selbst ab. Sie sind ansteckend und ein Aufschneiden der infizierten Haut kann eine Ausbreitung fördern.

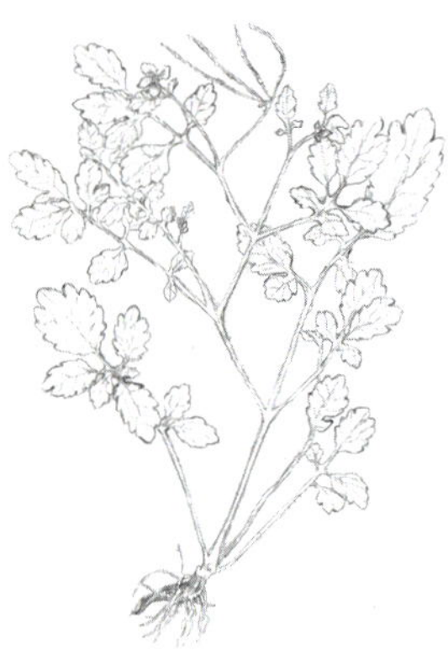

Schöllkraut

HEILKRÄUTER ÄUSSERLICH

› Schöllkraut (Chelidonium majus), die überall in Europa heimische Pflanze, findet man in der Nähe von Schuttplätzen, entlang von Zäunen und an Wegrändern – ab 6 Jahren
› Thuya occidentalis (Lebensbaum) verhindert die Reproduktion des Virus (virustatisch) und stärkt die Immunabwehr – ab 12 Jahren

Anwendung: Den frischen Saft des Schöllkrautes, der wie eine gelbe Milch aus dem Stängel fließt, direkt auf die Warze auftragen. Täglich wiederholen. Die alkoholische Tinktur der Thuya wird zur Pinselung der Warzen 2 × täglich verwendet.

HOMÖOPATHISCHE GLOBULI

› Causticum Hahnemani D6 (Ätzstoff), große, leicht blutende und entzündete Warzen, besonders an Nagelrändern und im Gesicht
› Thuya occidentalis CH5 oder D6 (Morgenländischer Lebensbaum), Hautwucherungen, gelbe Sekrete, Warzen

Anwendung: 2 × täglich 5–10 Globuli bis zum Verschwinden der Warzen einnehmen

SCHÜSSLER-SALZE ÄUSSERLICH

› Kalium-chloratum-Salbe, bei weichen Warzen an Händen und Füßen
› Natrium-sulfuricum-Salbe, falls Kalium chloratum nicht anspricht
› Calcium-fluoratum-Salbe, bei alten verhärteten Warzen

Anwendung: Die Salben werden mehrmals täglich eingerieben. Die Calcium-fluoratum-Salbe kann man auch dick auf ein Pflaster auftragen, damit sie länger auf die Warze einwirkt.

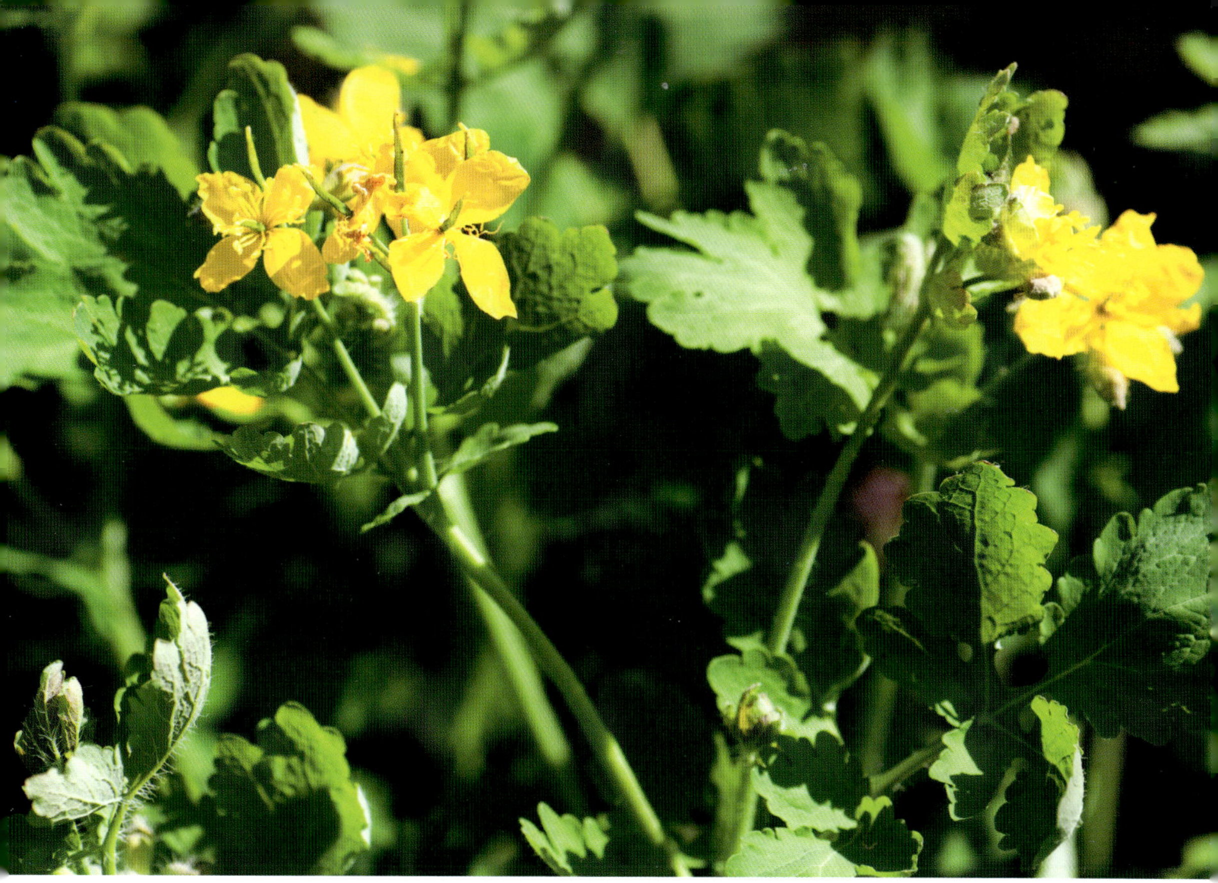

Schöllkraut

WOHLBEFINDEN

Es gibt allerlei seltsame Rezepte gegen Warzen, die im Volksglauben verankert sind. Man solle z. B. einen Apfel bei abnehmenden Mond so schälen, dass die Schale nie abbricht und sie dann in den Kleiderkasten legen und den Apfel essen. Ob es dann der Apfel war, der uns von der Warze erlöste oder die Warze von selbst plötzlich verschwunden ist, sei dahingestellt. Warzen kann man laut einem Aberglauben sogar „wegsprechen". Oder man nimmt einen Faden, macht darin einen Knopf und gräbt ihn ein. Medizinisch gesehen, sind solche Zaubereien natürlich reiner Unsinn. Trotzdem haben sie auch in der heutigen Gesellschaft ihren Platz, denn sie sind, was Warzen angeht doch ziemlich verbreitet.
Können wir wirklich ganz sicher sein, dass in unserem Unterbewusstsein nicht Selbstheilungskräfte geweckt werden, welche auf das Immunsystem Einfluss haben?

TIPP

Die Milch des Schöllkrautes ist vor seiner Blüte reichlich vorhanden.

WARNHINWEISE

Thuya-Tinktur nicht in der Schwangerschaft und Stillzeit und nicht unter 6 Jahren verwenden.

Warzen nicht wegschneiden, sonst trägt man zu ihrer Ausbreitung bei.

Nicht im Gesicht anwenden.

WURMBEFALL

SYMPTOME

Spulwürmer (Ascaris lumbricoides) sind 10 bis 15 cm lange, helle Würmer, die an Regenwürmer erinnern. Sie leben im Dünndarm und man infiziert sich durch Salat und Gemüse, die mit Fäkalien gedüngt wurden. Die Larven entwickeln sich in Lunge, Galle und Bauchspeicheldrüse und diese Organe können sich dadurch entzünden. Auch Haustiere können Würmer auf den Menschen übertragen.

Die Madenwürmer (Oxyuris vermicularis) sind die häufigsten Parasiten des Menschen. Sie leben im unteren Teil des Dünndarmes und den oberen Teil des Dickdarmes und sind ca. 1 cm lang und weiß. Dorthin gelangen sie durch verunreinigte Lebensmittel oder durch das Einatmen von kothaltigem Staub mit Madenwurmeiern. Die Weibchen kriechen nachts aus dem After und deponieren Tausende von Eiern in den Afterfalten. Dadurch entsteht großer Juckreiz. Durch Kratzen gelangen die Eier unter die Fingernägel und von dort in den Mund und erneut in den Darm. Bei Mädchen und Frauen kann es zu einer Entzündung der äußeren Geschlechtsteile kommen.

HEILKRÄUTER ALS TEES

Früher wurde der Wurmfarn (Filicis maris herba) als Wurmbekämpfungsmittel eingesetzt, er ist aber sehr giftig (dokumentierte Todesfälle) und ist daher nicht mehr zu empfehlen. Heute gibt es gut verträgliche und wirksame Medikamente.

HOMÖOPATHISCHE GLOBULI

- Cina D6 (Artemisia cina, fälschlich als Wurmsamen bezeichnet), bei Zähneknirschen im Schlaf, Nasenbohren, starker Juckreiz am After, dunkle Ringe um die Augen, quengelig und widerspenstig
- Cuprum oxidatum nigrum D12 (oxidiertes Kupfer), bewirkt eine Veränderung im Darm, sodass die Würmer sich nicht mehr an den Darmwänden halten und ausgeschieden werden
- Sabadilla D6 (Mexikanische Läusesamen), Wurmbefall mit Herzbeschwerden, Ängste, Hysterie
- Spigelia anthelmia D6 (Wurmkraut), Bauchschmerzen um den Nabel herum, berührungsempfindlich

Anwendung: Die oben genannten homöopathischen Mittel können je nach Symptome für längere Zeit, auch 4–6 Wochen lang eingenommen werden. Jeweils 5–10 Globuli 1–2 × täglich.

WARNHINWEISE

Falls eine Behandlung mit Naturheilmittel in kurzer Zeit nicht erfolgreich ist, sollte man ärztlichen Rat einholen. Eine massive Wurminfektion hat eine Gewichtsabnahme zur Folge und kann zu einer Blinddarmentzündung und Dickdarmgeschwüren führen.

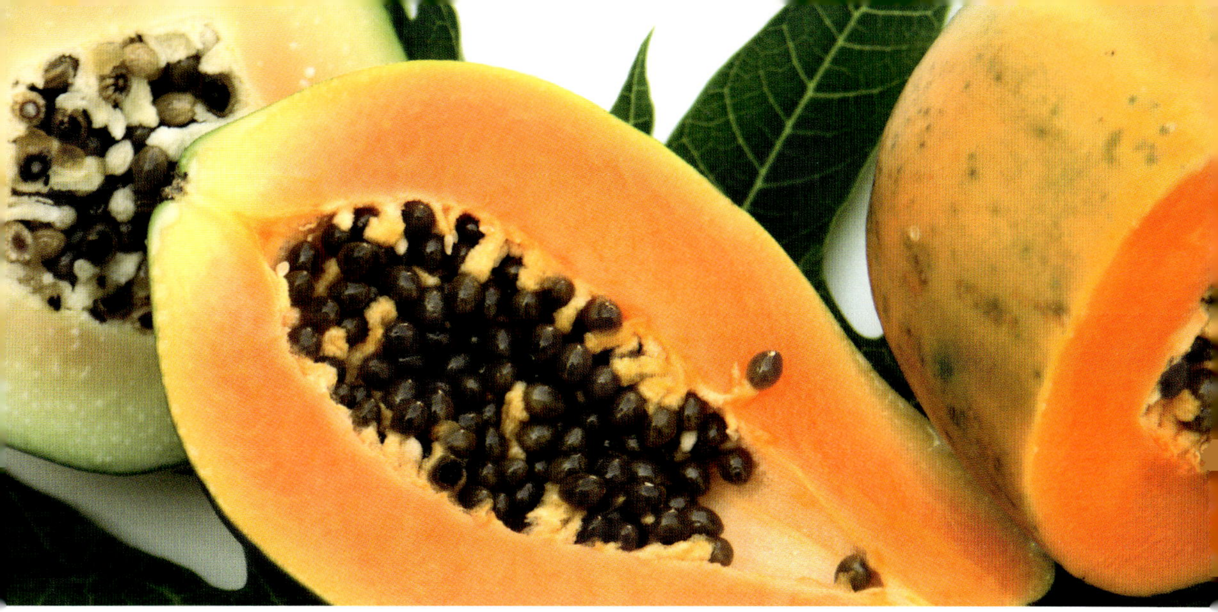

Papaja

SCHÜSSLER-SALZE (nur begleitend)

- Natrium phosphoricum D6 optimiert den Stoffwechsel
- Natrium sulfuricum D6, bei Afterjucken, fördert die Entgiftung

Anwendung: Jeweils 3 × täglich 2 Tabletten lutschen. Die Tabletten sollten nüchtern eingenommen werden. Kinder nehmen 3 × täglich 1 Tablette.

ERNÄHRUNG UND WOHLBEFINDEN

Eine gründliche Hygiene im Intimbereich und häufiges Händewaschen, vor allem nach dem Toilettengang, sind ausschlaggebend für eine erfolgreiche Wurmbekämpfung. Trösten Sie sich: Würmer sind keine Seltenheit. Kinder sind häufiger betroffen als Erwachsene, da sie die Finger öfters in den Mund stecken und mit dem Boden und Erdreich in Kontakt treten. Falls Sie einen Hund oder Katze haben, lassen Sie sie in regelmäßigen Abständen entwurmen. Haustiere können Würmer auf den Menschen übertragen. Die Bett und Unterwäsche muss ausgekocht werden oder mit desinfizierenden Waschmitteln behandelt werden. Wechseln Sie häufig die Wäsche.
Es empfiehlt sich alle Familienmitglieder gleichzeitig zu behandeln, damit man sich nicht untereinander wieder ansteckt.

TIPP

Papaja enthält Wirkstoffe, die auch in Medikamenten gegen Würmer enthalten sind, aber in geringer Menge.

Fingernägel kurz schneiden, denn die Eier der Würmer bleiben hinter den Fingernägeln kleben und gelangen so in den Mund.

Obst und Gemüse mit Bikarbonat waschen und sehr gründlich reinigen, sie sind eine Quelle von Wurmeiern.

LITERATUR & INDEX

Hausbuch der Südtiroler Heilkräuter, Oswald Niederegger, Christoph Mayr, Athesia Verlag
Manuale di Botanica Farmaceutica, Elena Maugini, Ed. Piccin
Leitfaden der Phytotherapie, Heinz Schiller, Susanne Kammerer, Urban und Fischer Verlag
Handbuch der Klosterheilkunde, Dr. Johannes Gottfried Mayer, Dr. med. Bernhard Ueleke, Pater Saum OSB, Zabert Sandmann Verlag
Erbario di emozioni, Claudio Portinari, Fernando Zampiva
Die Hebammensprechstunde, Stadelmann
BLV Handbuch Tiere und Pflanzen, Eisenreich, Handel, Zimmer
Lehrbuch der Biologischen Heilmittel, Georg Madaus, Georg Olms Verlag
Homöopathie für den Lebensweg I, Dr. Günter Mattitsch, Wieser Verlag
Schüßler-Salze Günther H. Heepen, Gräfe und Unzer Verlag
Homöopathische Arzneimittellehre S.R. Phatak, Urban und Fischer Verlag
Manuale Guida, Roger Morrison, M.D., Bruno Galeazzi editore
Wenn Kinder krank sind, Dr. med. Gudrun Gschwendt, Athesia Verlag
Organon der Heilkunst, Samuel Hahnemann, 6. Auflage, Hippokrates Verlag
Gesund durch Schüßler-Salze, Heike Haiduk, Knaur Verlag
Homöopathisches Repertorium DHU-Verlag
Kursbuch Gesundheit Verlag Kiepenheuer & Witsch, Köln
Manuale di pediatria omeopatica, M. Wiesenauer, M. Elies Loacker Remedia s.r.l.
Neurodermitis bei Kindern, Mechthild Hellermann, Gräfe und Unzer Verlag
Die fünf Elemente Ernährung für Mutter und Kind, Joy Verlag
Das Stillbuch, Hannah Lothrop, Kösel Verlag
Pschyrembel, Klinisches Wörterbuch, De Gruyter Verlag
Die heilende Natur, Edward Bach, Wilhelm Heyne Verlag
Die Bach-Blütentherapie, Edward Bach, Knaur Verlag
Obstetrics & Gynecology: April 2001 – Volume 97 Issue 4 – p 577-582
Original Research, Ginger for Nausea and Vomiting in Pregnancy: Randomized Masked, Placebo-Controlled Trial
A Literature Review of the Effectiveness of Ginger in Alleviating Mild-to-Moderate Nausea and Vomiting in Pregnancy, Journal of Midwifery & Women's Health 2005
Geist der Homöopathischen Heil-Lehre, Samuel Hahnemann, Stampa alternativa

Hinweis: Das vorliegende Buch wurde sorgfältig erarbeitet. Dennoch erfolgen alle Angaben ohne Gewähr. Weder Autor noch Verlag können für eventuelle Nachteile oder Schäden, die aus den im Buch vorgestellten Informationen resultieren, eine Haftung übernehmen.

Bildnachweis:
www.fotolia.it: S. 5, 7 ff., 11, 15, 17, 19 ff., 23 ff., 27, 32, f., 35 ff., 39, 41, 44 ff., 51, 53, 55, 59, 61, 63, 65 ff., 69, 71, 75 f., 78 f., 81 f., 85, 87, 89, 91
Tappeiner AG, Lana: S. 2–3, 13, 29, 31, 57, 72–73

Umschlagfoto: www.fotolia.it

Autorin: Dr. pharm. Ursula Niederegger
Zeichnungen: Enzo De Falco

Gesamtherstellung: Tappeiner AG, Lana (BZ)
www.tappeiner.it

Printed in Italy
ISBN 978-88-7073-612-0

TAPPEINER